書き込み式

歯科衛生士のための お仕事マナ～ノート

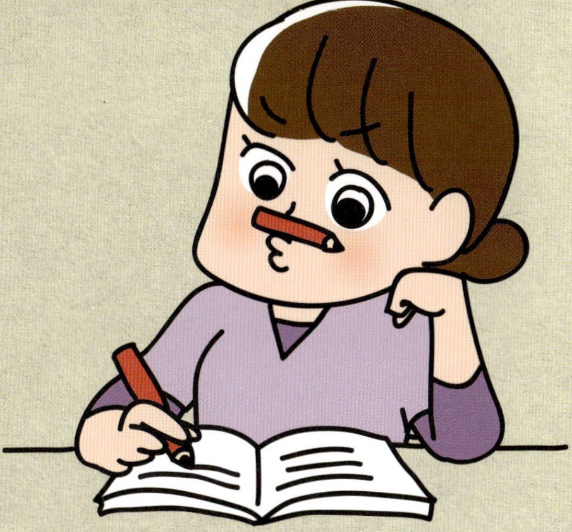

杉元信代・著

刊行にあたって

本書は、『歯科医院ではたらくスタッフのためのお仕事マナー講座』（デンタルダイヤモンド社）から派生した、書き込み形式の増刊号です。

新しく入職した歯科衛生士さんが、できるだけ早く歯科医院に慣れて仕事を覚え、活躍できるように、仕事をするうえでの基本的なことを、自力で楽しく学べるように工夫しています。もし、自分の力だけでわからないことがあれば、周囲の人の力も借りましょう。書き込んで、ぜひ世界にひとつだけの自分の本を完成させてください。

また、この本をベースにそれぞれの歯科医院でマニュアルやレポートの形式を作ることもお勧めです。各歯科医院には、明文化されていなくても、さまざまな決まりがあるはずです。それをきちんと明文化してマニュアルとして整備することは、意外とたいへんなことです。一度書き出してみることは、それらを検討して見直すよいきっかけにもなります。新人さんがいない歯科医院でも、みんなで取り組んでみることをお勧めします。

本書には付録があります。「レポートなんて、学生時代の実習帳以来書いたことがない」、「目標設定なんてやったことないよ！」という方にも、まずはやってみようと思えるように、シンプルで取り組みやすい構成にしています。

もちろん、これが「唯一絶対のもの」ではありませんから、この付録をベースに、それぞれ使いやすくカスタマイズしてもらえればいいなと考えています。

忙しい臨床のなかで限られた時間を有効に活用し、学びを深めるためには、できるだけシンプルで無駄のない方法を繰り返すこと、そのシステムを構築することが重要となります。本書が、全国の悩める歯科衛生士の方々や歯科医院で活用してもらえれば、これ以上にうれしいことはありません。

2018年6月

杉元信代

CONTENTS

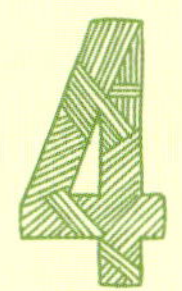

第4章　ステップアップポイント

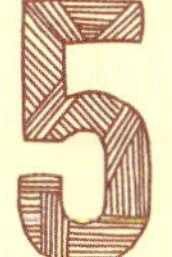

第5章　お仕事継続のためのセルフマネジメント

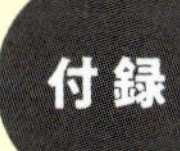

デザイン　金子トシキ
イラスト　あらいぴろよ

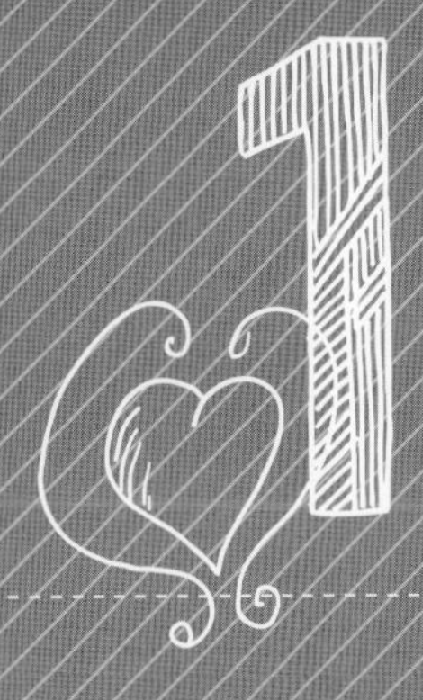

第1章　社会人としての基本マナー

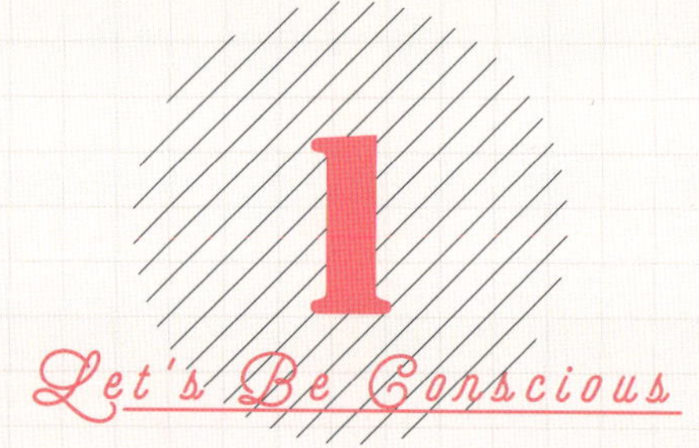

身だしなみ ①仕事中編

ユニフォーム・メイク・髪型・ポケット

仕事がまだ何もわからない初日から誰にでもできて、最も大切なこと。
それは、自分の身だしなみを整えることです。
ポイントは「清潔・安心・安全」。
きっちりカタチを整えていきましょう。
髪を触るクセのある人は、とくに気をつけて。
カタチを整えることは気持ちを整えること。
やる気はカタチで表していきましょう。

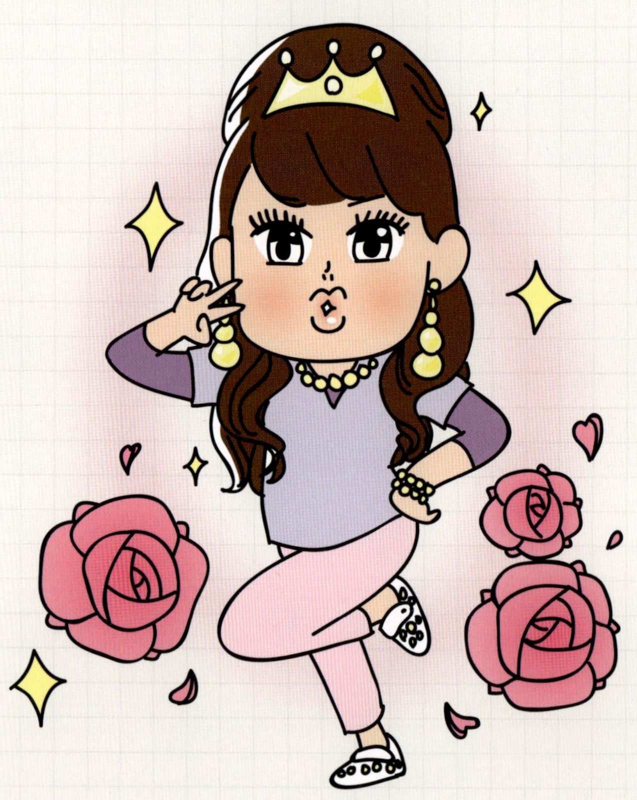

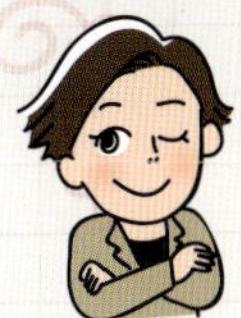

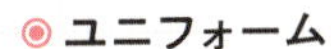

「清潔・安心・安全」な身だしなみとは、具体的にどんなカタチになるのでしょうか？

- ユニフォーム
- シューズ
- メイク
- 髪型
- マスク
- アクセサリー
- 爪
- 香り
- ポケットの中

自院の「身だしなみ規定」をおさらいしてみましょう

あなたの歯科医院には、身だしなみについてどんなルールがありますか？　明文化されていなくても、何かしらのルールはあるはず。わからなければ先輩や院長に聞いて、記録しておきましょう。

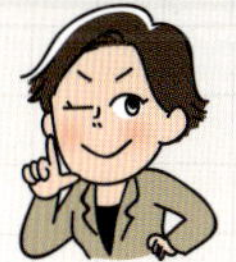

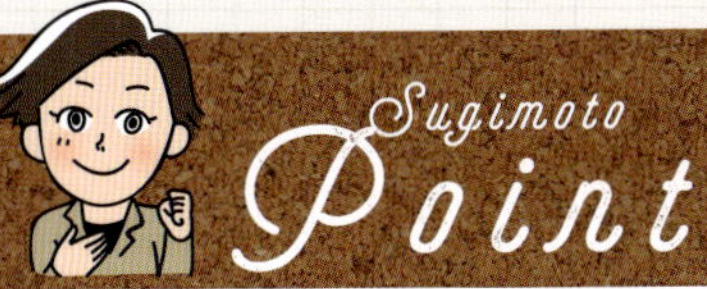

日々の診療で、「これってどうなのかな？　よいのかな？」と疑問に感じることはありませんか？　考えてもわからないときは、必ず先輩や院長に確認をとりましょう。「まっ、いいか」の自己判断が、知らないうちにあなたの評価を下げてしまうことも！

Column

引っかかりに注意！

ポケットに差しているボールペン、インカムの本体やコード、名札、エプロンのリボンやボタン、冬場のカーディガンの裾やボタン、拡大鏡のループ……。これらがチェアー周辺のコードやキャビネットの角、患者さんの髪などに引っかからないように気をつけましょう。忙しくバタバタしていると、思わぬ場所で、思わぬものが引っかかって「ドキッ」とすることがあるもの。まずは自分が「引っかかりやすいものを出していないか」、注意するところから始めましょう。

キャビネットやブラケットテーブルに物を置くときに、自分や誰かが引っかけて落とさないように配慮することも大切です。カタチを整えて仕事をするのは、周囲への配慮にも繋がることを覚えておいてください。

2
Let's Be Conscious

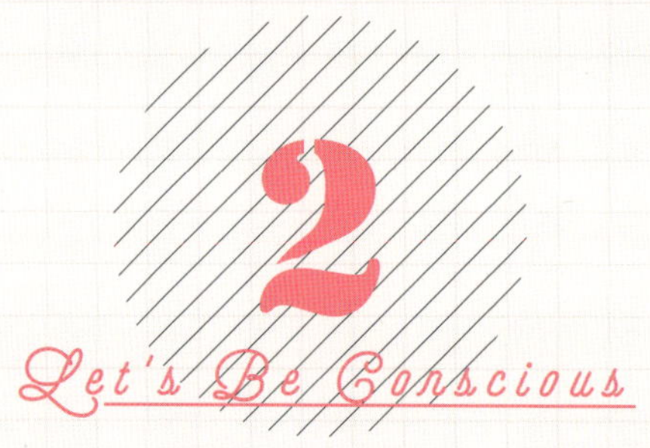

身だしなみ ②通勤編

誰かが見ている

通勤は、電車やバスなどの公共交通機関を利用していますか？
それとも、自動車やバイク、自転車、徒歩ですか？
どんな手段でも、近隣の人からは「○○歯科医院のスタッフさん」と
見られていることを覚えておきましょう。
自動車やバイク、自転車で通勤している人はとくに注意。
自宅から一歩でも出たら、社会人＋医療人であることを意識しましょう。

今日も平和だ…
いつもの朝が来た…
遅刻だー!!
ドドドド

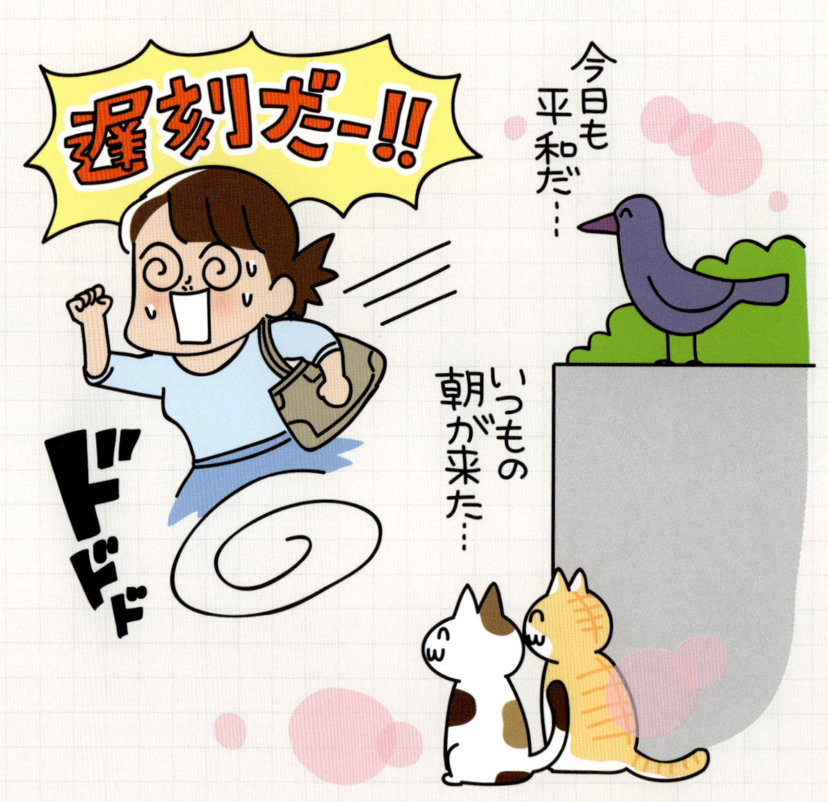

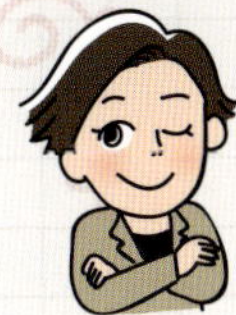

あなたの歯科医院に、通勤スタイルの決まりはありますか?

ほとんどの歯科医院に、明確なルールはありません。でも、もしかしたら「暗黙のルール」はあるかも? わからなければ先輩や院長に確認し、自院の通勤スタイルのルールを書いておきましょう。

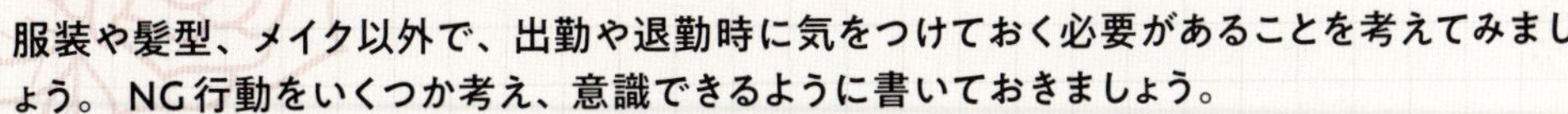

出退勤時のNG行動を考えてみましょう

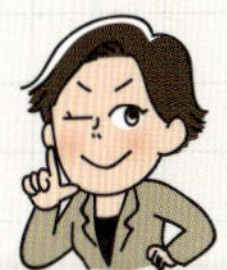

服装や髪型、メイク以外で、出勤や退勤時に気をつけておく必要があることを考えてみましょう。NG行動をいくつか考え、意識できるように書いておきましょう。

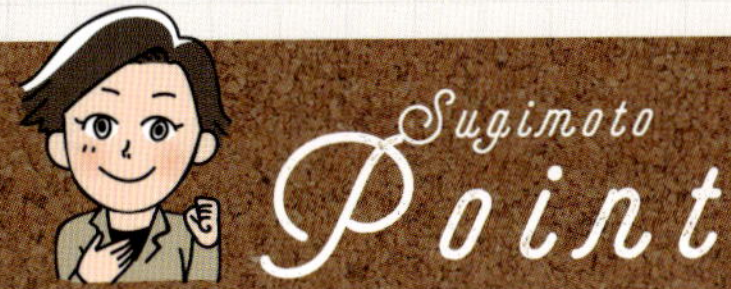

自分でも気づかないうちに近隣の人に見られているのは、服装や髪型、メイクだけではありません。駐車場や駅、近くのコンビニなどでの「振るまい」も、しっかり見られて評価されていることをお忘れなく。スタッフの印象は、歯科医院全体の印象に繋がります。

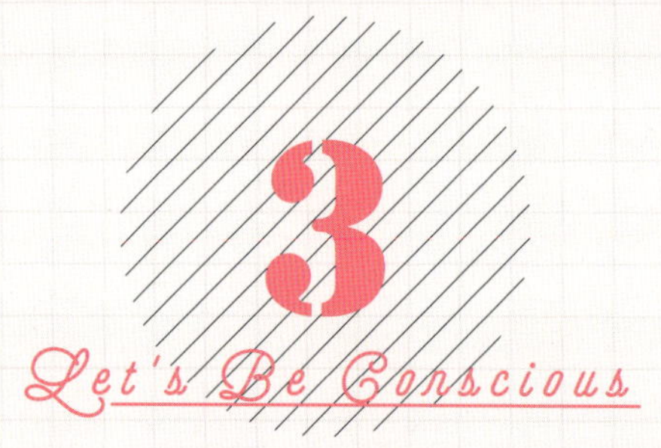

身だしなみ ③姿勢編

暗い・偉そう・だらしない

立ち姿や歩き方、姿勢を意識できていますか?
背中が丸まっている、片方の足に重心をかけて立つ、
いつもどこかにもたれかかっている……。
自分ではそんなつもりはなくても、
「暗い」、「偉そう」、「だらしない」
といった評価に繋がってしまうこともあります。
自分のクセに気づくところから始めましょう。

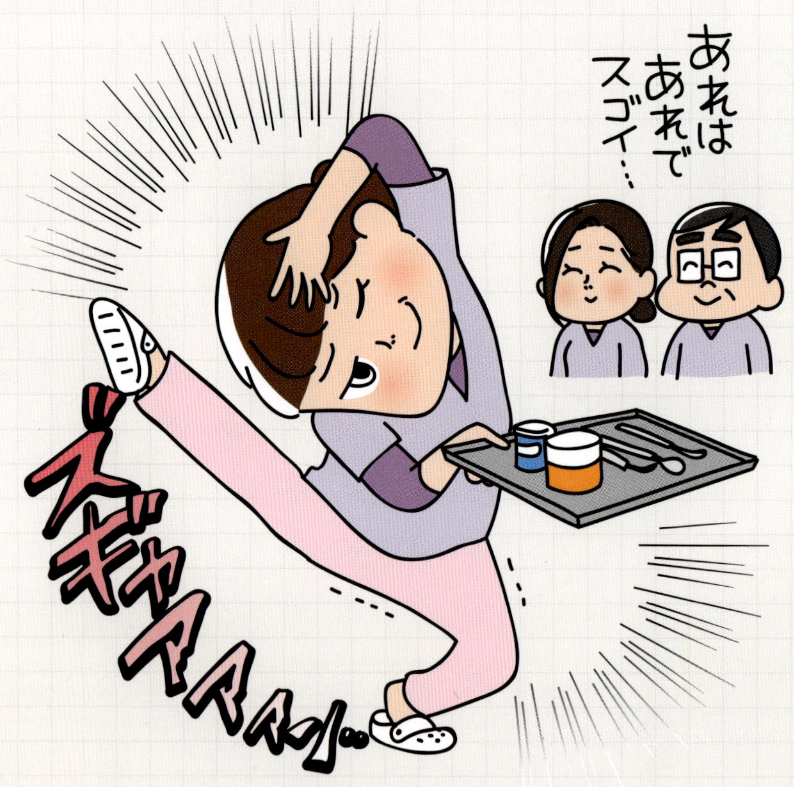

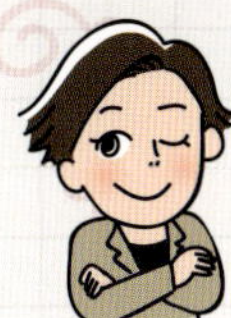

あなたの「普段の姿勢」をチェックしてもらいましょう

あなたの普段の立ち姿は、周囲の人からどんなふうに見られているでしょう？　先輩や同僚にチェックしてもらい、どうすれば改善できるかも考えましょう。

アシストにつくとき、あなたの施術時の姿勢はどうですか？

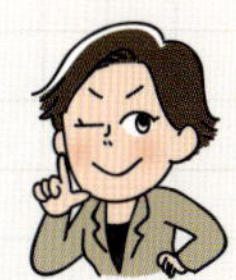

面倒だからといって、周囲の環境を整えずに無理な体勢で乗り切ろうとしてしまうシーンはありませんか？　自分でよくやってしまう姿勢や体勢のパターンと、それらを回避するために意識しておくことも一緒に書いておきましょう。

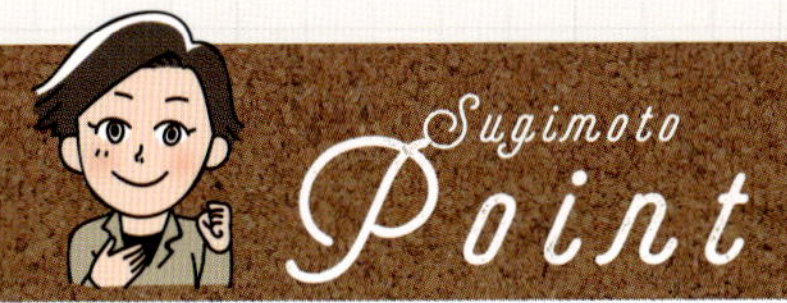

別にさぼっているわけでもないのに、よくそう思われてしまう人っていませんか？
仕事で必要なことを伝えていただけなのに……とグチをこぼす前に、そのときの姿勢を振り返ってみましょう。端から見ているときは、その内容までは聞こえないもの。そのときの姿勢がまるで、「さぼっているようにしか見えない」だけかもしれません。

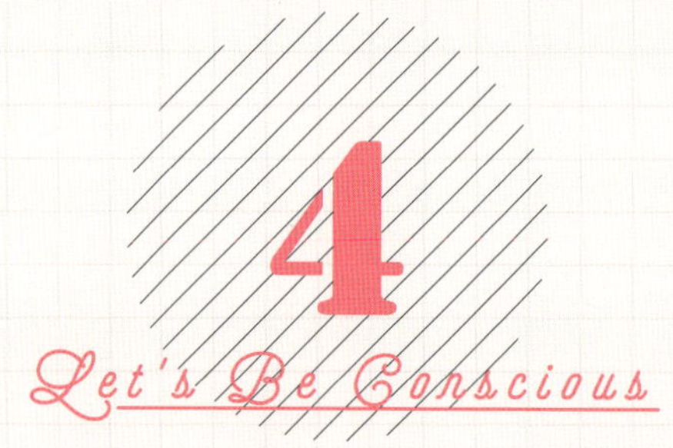

身だしなみ ④表情意識編

暗い・ムッとした顔・お口ぽかん

自分の「いまの表情」を意識できていますか?
その表情で、ずいぶん損をしている人がたくさんいます。
顔の向き、とくに口元に注意をしましょう。
お口ぽかん、唇嚙み、口角下がりは損ばかり。
しっかりと口角を上げて表情を作るには、
日ごろから顔の筋肉を動かすことが大切。
なかなか動かない人は、毎日練習してくださいね。

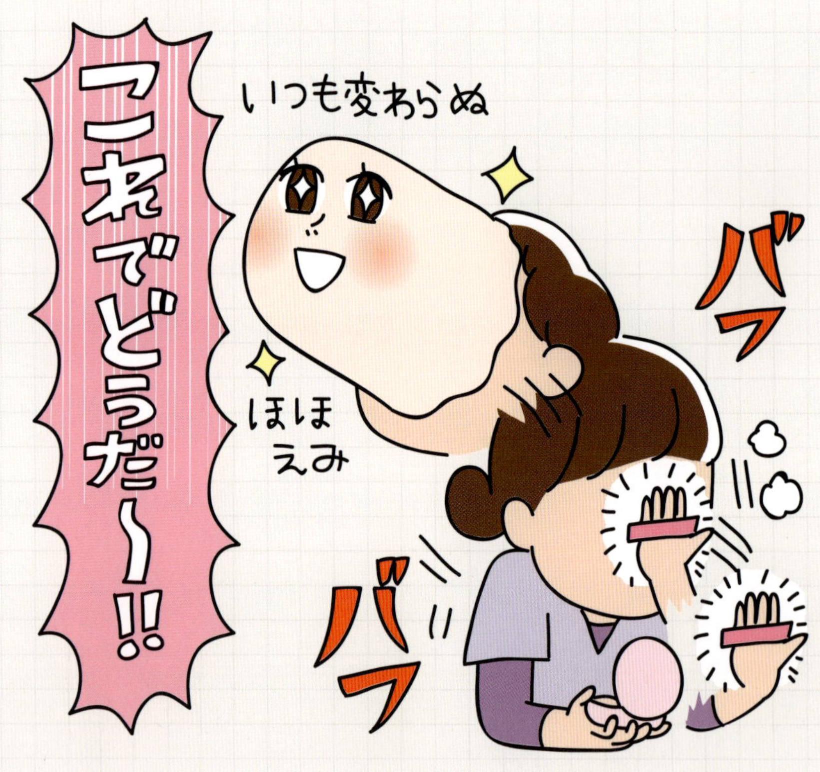

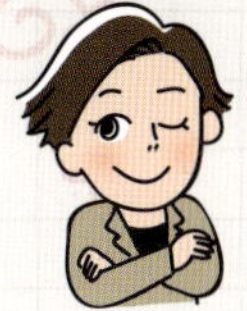

自分の「表情のクセ」を知っておきましょう

自分が普段どんな表情をしているのか、自分ではなかなか気づかないものです。先輩や院長、家族に聞いてみましょう。とくに口元のクセは、しっかりチェックしてもらってください。どうすれば改善できるかも、一緒に考えてみましょう。

注意されているとき、叱られているときなど、「あまり聞きたくないこと」を言われているときの自分の態度を振り返ってみましょう

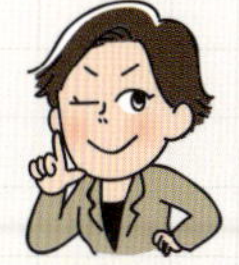

どんなふうに変えれば、相手から見ても「きちんと聞いていること」が伝わるようになるかを考えてみましょう。

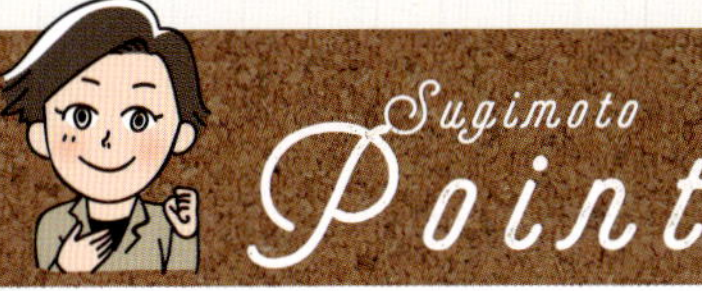

表情がしっかりしていると、顔の造りとは関係なく、魅力的に見えるものです。反対に、無表情は相手との間に壁を作ることにも繋がります。舌回し体操やあいうべ体操も、毎日の継続がポイントです。

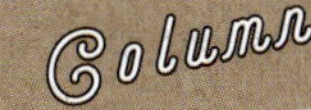

叱られているときの自分の顔

叱られているときの自分の表情って、意識したことありますか？　ほとんどの人はないかもしれませんね。家族や友人に確認してみてください。唇を噛んでしまう人、反抗的な表情になる人、すぐにうつむいてしまう人、眉間にシワが寄る人、口が「へ」の字になる人……いろいろあるはずです。

私たちは「対・人」の仕事をしています。自分のそのときどきの表情を意識し、とくにネガティブな場面で、表情をコントロールすることは重要です。表情のコントロールは、自身のメンタルをコントロールすることにも繋がります。

5
Let's Be Conscious

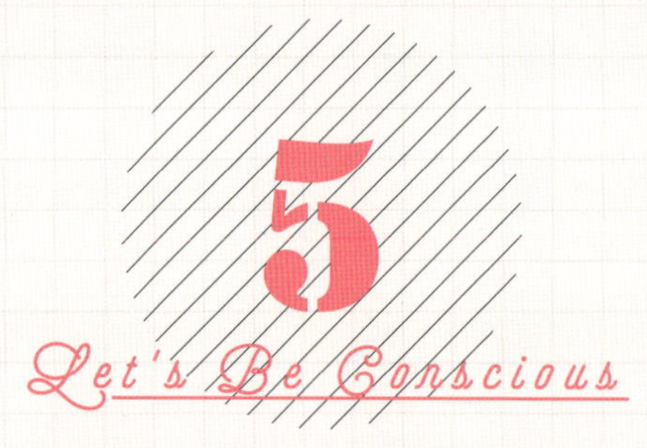

あいさつ

声のトーン・自分から・ミラーリング

あいさつが大事なのは誰でも知っています。
せっかくのあいさつ、相手にしっかり届いていますか?
声のトーンは意識して明るくし、相手の顔をしっかり見て
立ち止まってあいさつしましょう。
声を明るくすると、自然と笑顔になります。
それから、返事が来なくてもめげないで!
続けていれば、きっと誰かがきちんと見てくれていますよ。

おはようございます!
これはさすがにムシできないなあ
ドンドコ

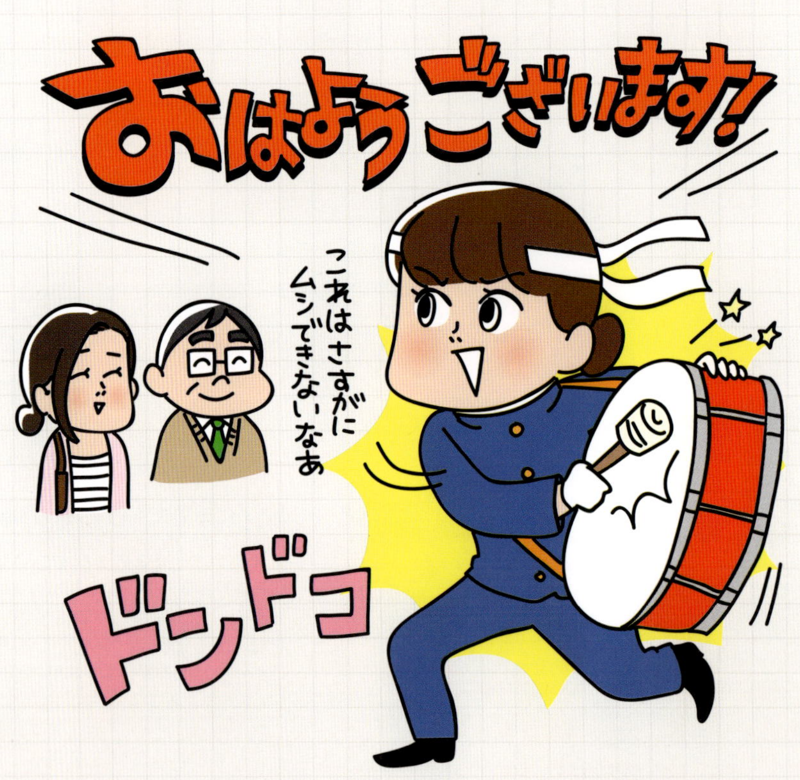

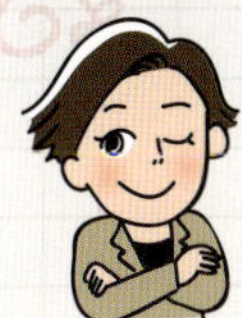

「相手に届くあいさつ」を具体的に説明できますか？

自分なりのポイントを考えてください。わからなければ、周囲の人に確認してみましょう。

あいさつのシーンで、自分が「ちょっと苦手かも」と感じる場合を考えてみましょう

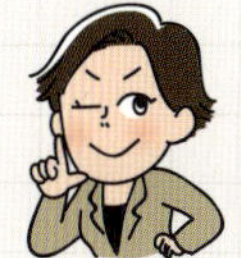

あいさつする相手によりますか？　それとも、大きい声を出すのが苦手？　自分の苦手に気づいたら、対策も一緒に考えてみましょう。

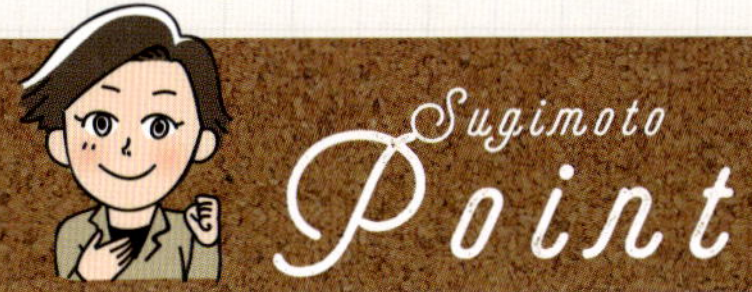

自分なりの「仕事スイッチ」を意識しましょう。普段の生活であまり大きな声を出さない人や、人見知りをする人は、あいさつをなかなかうまくできなかったりするものです。
あなたはどんな歯科衛生士になりたいですか？なりたいイメージを作り、それに切り替えるスイッチを自分のなかに作っていきましょう。

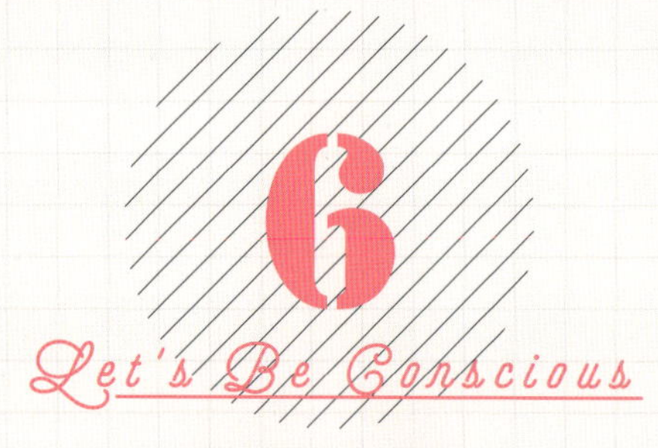

返事

返事の意味・元気に

仕事中の「はい」には、2種類あります。
1つは、“聞こえました”の「はい」。
視線を合わせた状態で指示を受ける場面は少ないものです。
返事をすることで、指示が伝わったことがわかります。
もう1つは、“手渡し時の声かけ”の「はい」。
道具などの手渡し時も視線を合わせる必要がないように、
「はい」のひと言でスムーズなやりとりを心がけましょう。

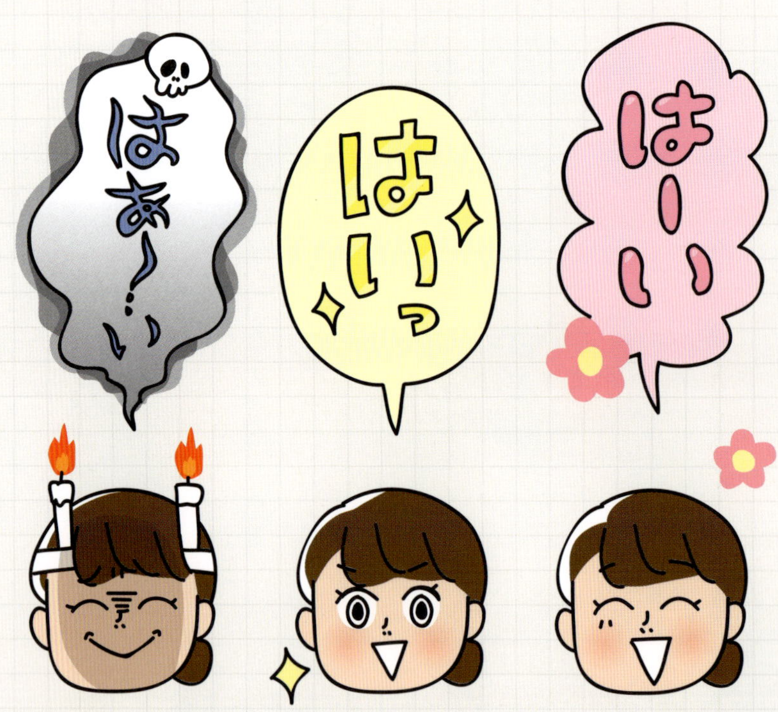

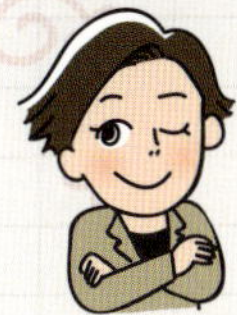

自院で「指示を受ける」シーンを思い浮かべてみましょう

誰かから何か指示を受けたとき、そのときのそれぞれ（院長・先輩・自分）の状況を思い浮かべて書いてみましょう。どのように返事をするのが適切でしょうか。具体的に考えてみましょう。

- 何かを持ってくるように指示を受けたとき
- 作業（セメントや印象など）の指示を受けたとき
- 患者さんを導入するように指示を受けたとき

もし返事をせずに黙っていたら、どんな不都合があるでしょうか？

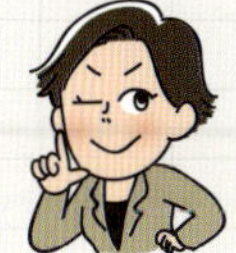

指示をした側の立場になって、どんな不都合があるのか、考えてみてください。

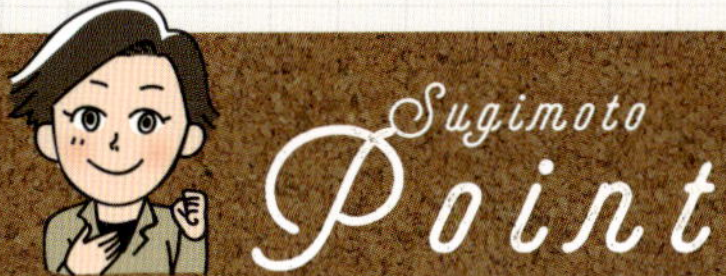

「お願いします！」、「はいっ！」という声が飛び交う診療室は気持ちがよく、風通しのよさを感じさせるものです。患者さんは、私たちが思っている以上に、診療室の雰囲気に敏感です。あなたの返事一つで、診療室の雰囲気や印象も左右してしまうことを、しっかり覚えておきましょう。

7
Let's Be Conscious

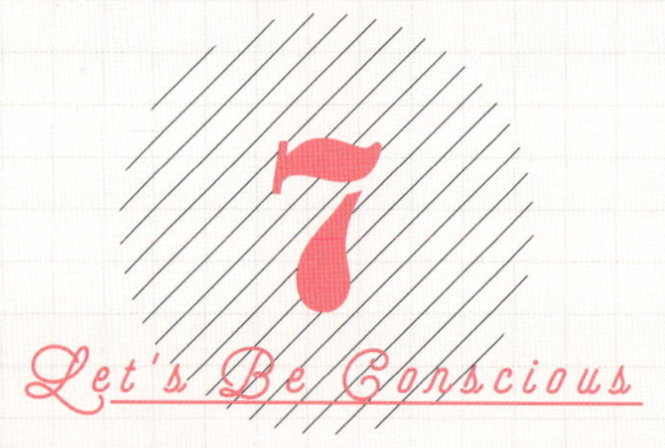

言葉遣い ①敬語編

丁寧に・元気に

言葉遣いに自信はありますか？
「尊敬語・謙譲語・丁寧語」をきちんと使い分けられていますか？
最初は誰でも自信がないものです。
まずはよく使う言葉から覚えていけば大丈夫。
丁寧に、元気に、そして「……」とならないように、
語尾まできちんと話すことから意識しましょう。
わからないことは調べながら覚えていくようにします。

それがし…!!!
そのレポート
いまだ拝見して
ないでござる
しどろ
もどろ
武士だわ

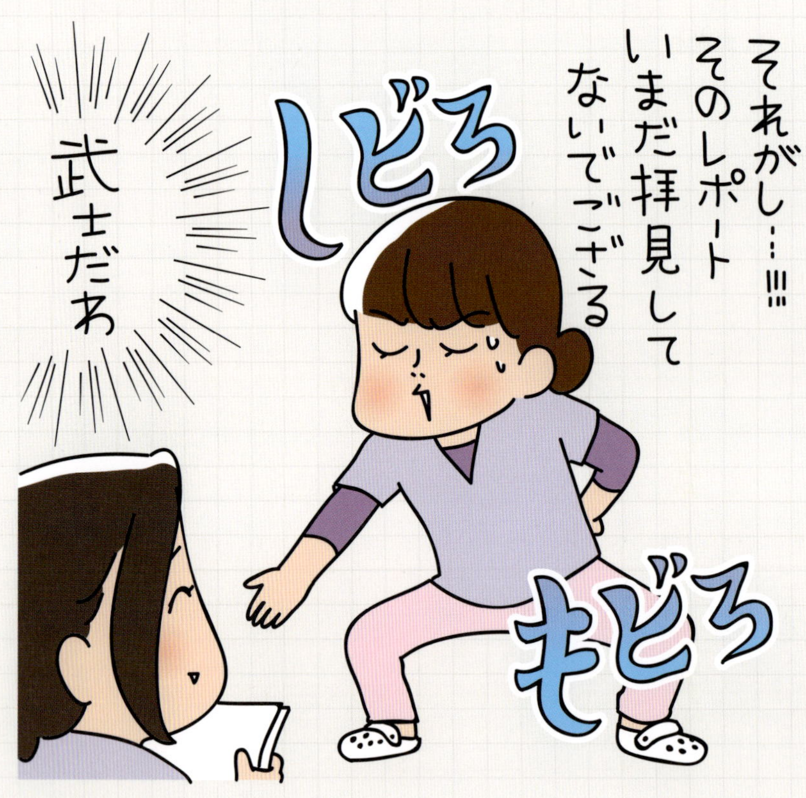

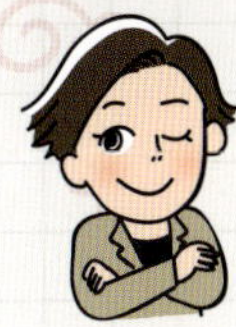

基本中の基本を押さえましょう

「尊敬語・謙譲語・丁寧語」の使い方で迷ったら……。目上の人を立てるのが尊敬語。自分側がへりくだるのが謙譲語。相手を問わずに丁寧な表現を使うのが丁寧語。たとえば、「する」で考えてみましょう。

尊敬語	「なさる」、「される」 （明日の予定はキャンセルなさいますか?）
謙譲語	「いたす」（~いたします）
丁寧語	「します」（~します）

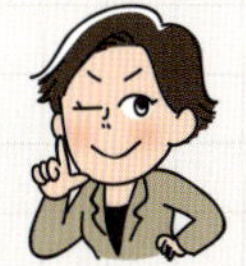

基本的な動詞の使い分けを書いてみましょう

わからなければ、調べたり、周囲の人に聞いてみましょう。

◉言う……… 尊敬語（　　　　）　謙譲語（　　　　）　丁寧語（　　　　）

◉行く……… 尊敬語（　　　　）　謙譲語（　　　　）　丁寧語（　　　　）

◉来る……… 尊敬語（　　　　）　謙譲語（　　　　）　丁寧語（　　　　）

◉食べる…… 尊敬語（　　　　）　謙譲語（　　　　）　丁寧語（　　　　）

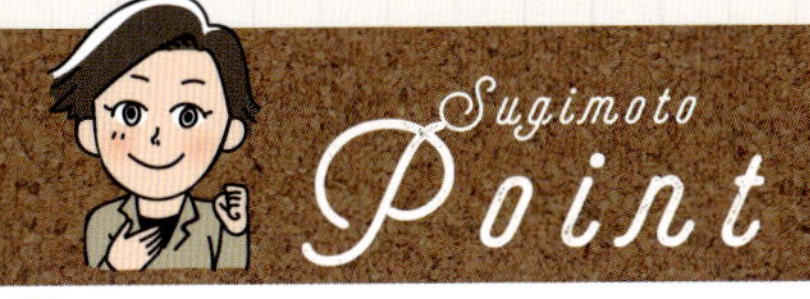

敬語で最もややこしいのは、院内と院外では使い分ける必要がある、ということです。院長や先輩に敬語を使うことは当たり前ですが、一歩外に出ると、先生も先輩も同じグループの一員（いわば身内）になります。難しいなと感じたら、そのつど調べたり、周囲に確認したりして覚えましょう。

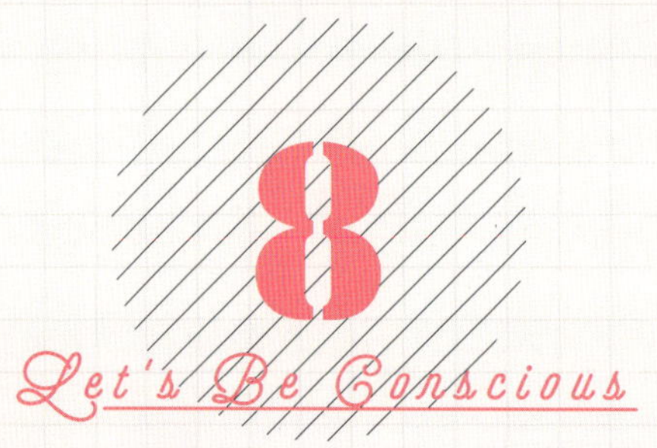

言葉遣い ②NG編

マジ・超・ヤバい

プライベートでは問題もなく、便利に使っている
「いろいろな意味をもつ言葉（省エネ言葉）」。
このなかには、仕事の場面で使わないほうがよい言葉もあります。
歯科医院には、さまざまな患者さんがいらっしゃいます。
あまりよくない印象を与える「省エネ言葉」を知り、
それに替わる言葉を覚えて使いこなしましょう。

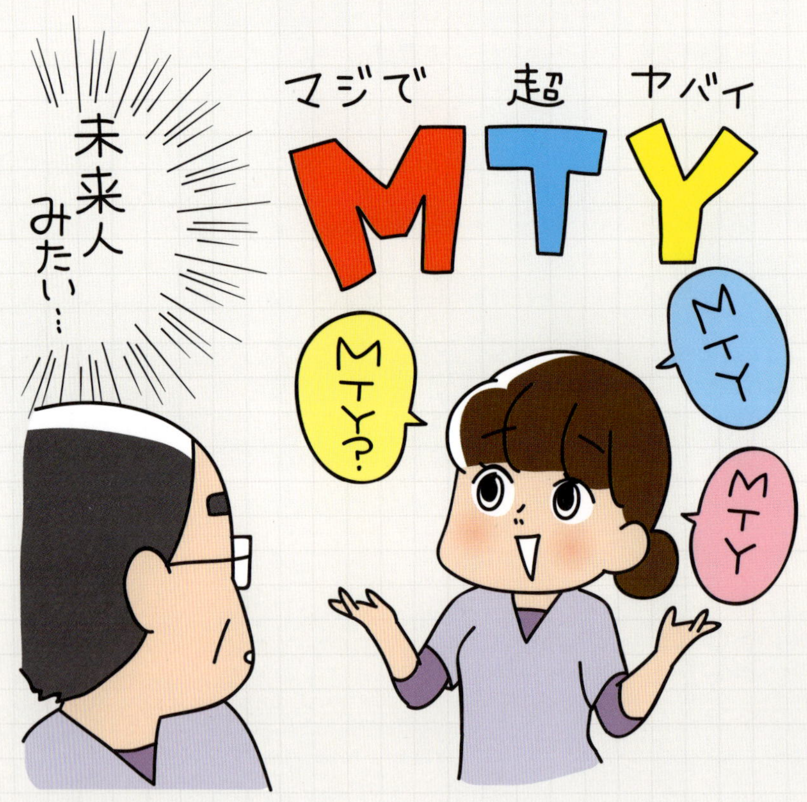

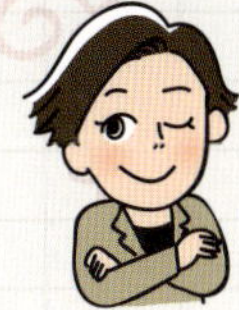

省エネ言葉ばかり使うと、あなたの評価を下げてしまいます

省エネ言葉の例……「マジ」、「超」、「ヤバい」、「すごい」、「めっちゃ」など。これらの言葉ばかりを使うと、どうして評価を下げてしまうのか、考えてみましょう。

自分がよく使う「省エネ言葉」を考えてみましょう

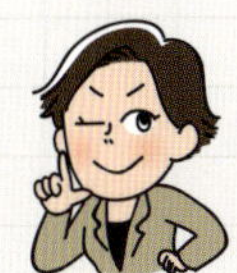

自分がよく使う「ログセ」を思い出してみましょう。思い当たるものがなければ、周囲の人に聞いて、自分のログセを知っておきましょう。そのログセを、場面によってより具体的な表現に変更する場合、どんな言葉になるかも書いてみましょう。

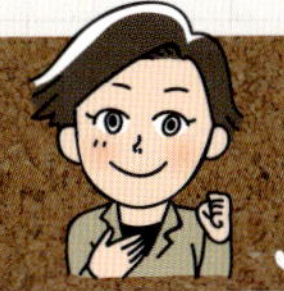

Sugimoto Point

プライベートでも、「マジ」、「ヤバい」、「すごい」などの言葉の使用を自分のなかで禁止する時間を作ってみましょう。自分でも驚くくらい、日常的に使っていることがわかるはずです。省エネ言葉は便利ですが、「違う表現」を知っておくことと、それを使えるようにしておくことは、周囲から信頼される歯科衛生士になるためには必要といえるでしょう。

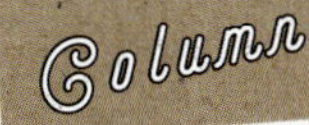

言い訳無用

仕事中、院長や先輩に叱られることがあるかもしれません。あるいは、患者さんからクレームを受けることもあるでしょう。そのようななかには、「私のことじゃない」、「ちゃんとした理由があるのに……」ということもあるかもしれません。

そんなとき、「自分は悪くない」という気持ちから、相手の話をさえぎって説明を始めてしまう人がいます。気持ちはわかりますが、まずは相手の話を最後まで聴きましょう。でないと、「言い訳」としか受け取られないからです。とくに相手の感情が昂っているときは要注意です。相手の話を聴くときの態度にも気をつけましょう。自分が話すのはそのあとです。

9
Let's Be Conscious

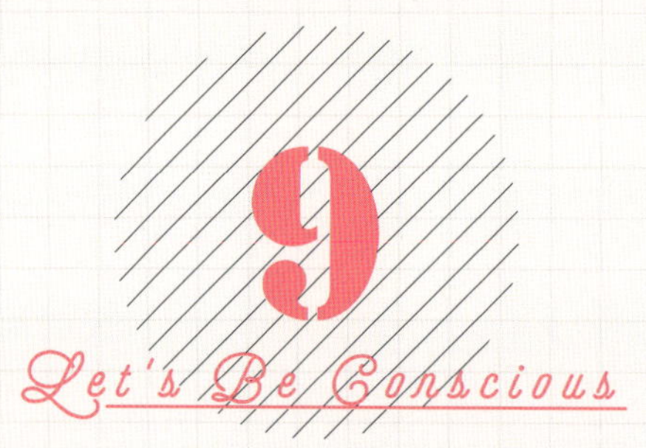

言葉遣い ③語彙を増やす編

基本のトークを覚えるところから

仕事では、まずは基本のトークを覚えるところから始めましょう。
読書などで知らない言葉に触れ、語彙を増やすことも必要です。
プライベートでは、たとえば「かわいい」という言葉から一歩踏み込み、
「〜でかわいい」という表現を意識することから始めます。
言葉は覚えることと使うことがセットになって、
初めて活きてくるものです。

カピバラみたいでかわいいですよ!!
カピバラ!!

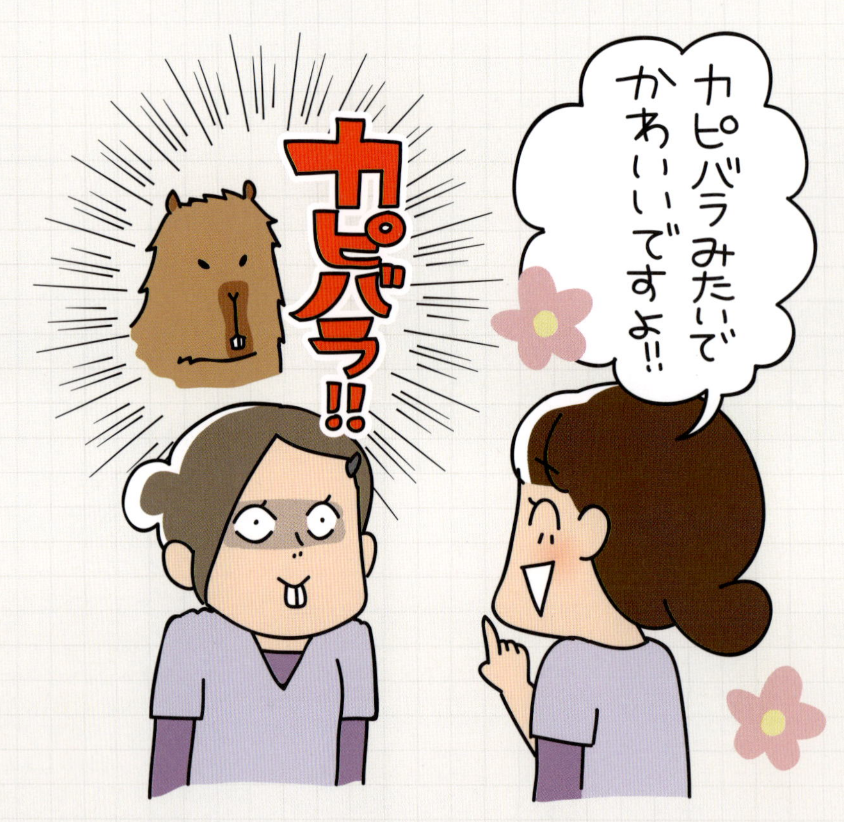

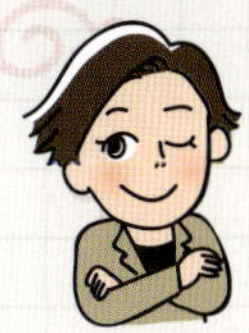

患者さんとのやり取りの一場面を想像し、基本のトークを書き出してみましょう

例……基本検査前の説明、初診の患者さんへの説明など。

同じ場面で、他にどんな違う言葉や話し方ができるかを考えてみましょう

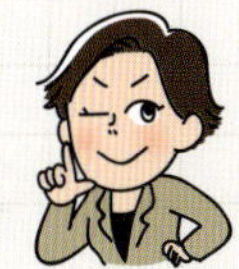

わからなければ、先輩や同僚がどんな言葉を使っているか、人によってどう使い分けているかを聞いて、書き留めましょう。

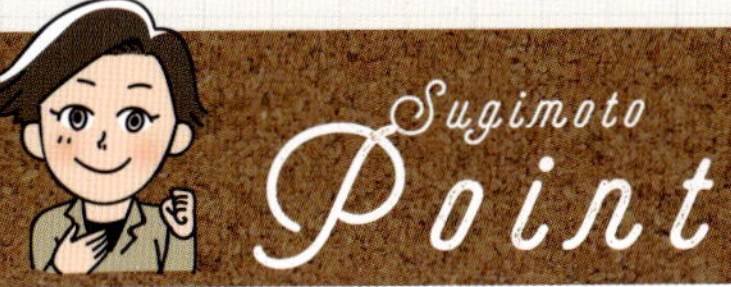

初診の患者さんへの説明や、処置の事後説明、基本検査前の説明など、話す内容がきちんと決まっている基本トークを文章化して、まずは覚えてしまうことが大切です。丸覚えするだけでなく、一つひとつの言葉の意味もしっかり理解して覚えていくようにしましょう。わからない表現や言葉が出てきたら、そのつど調べておくことも忘れずに。

10
Let's Be Conscious

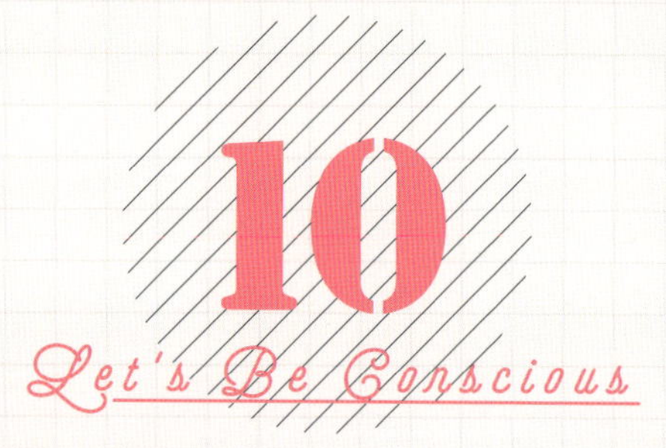

遅刻ルール

連絡必須・前夜の行動

当たり前の話ですが、遅刻は厳禁！
……でも、やむを得ない状況で遅れてしまうことはあるもの。
そんなときは、とにかくまず連絡！
遅刻理由とどのくらい遅れるかを伝えます。
受付と院長の両方に連絡をしてください。
普段から、緊急時の連絡先は登録しておきましょう。
到着したら、「遅れて申し訳ございませんでした」のひと言を忘れずに！

地球を救う夢をみてたんですよ!!!
おー 夢でよかったなー
あわ
あわ
あわ
ワンワン!!

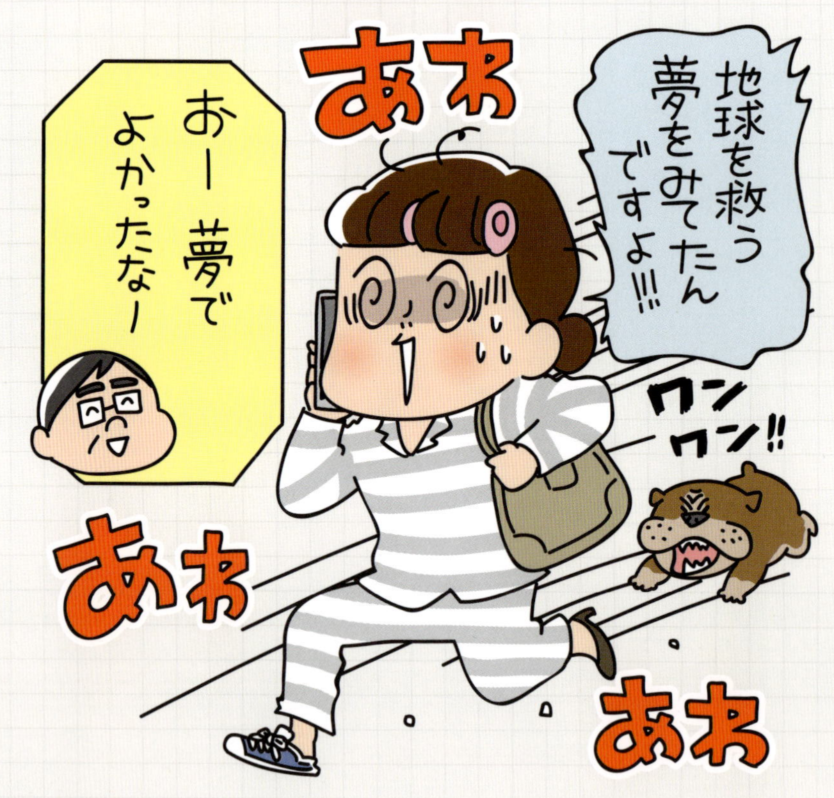

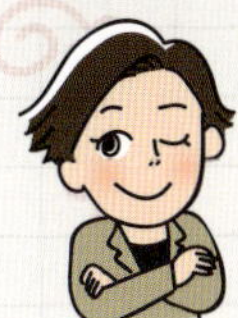

遅刻理由はだいたい同じではありませんか？

遅刻対策にはマイルールが必要です。自分でできる対策を考え、書いてみましょう。

◉ よくある遅刻理由

◉ 対策

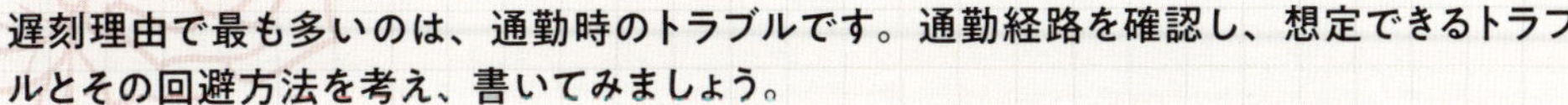

通勤経路は決まっていますか？

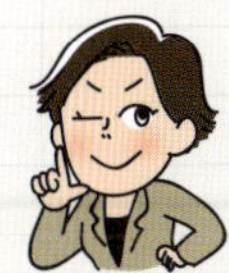

遅刻理由で最も多いのは、通勤時のトラブルです。通勤経路を確認し、想定できるトラブルとその回避方法を考え、書いてみましょう。

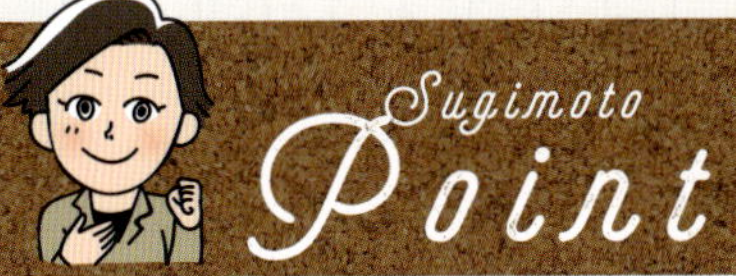

慣れない仕事で緊張が続いてなかなか寝つけず、朝すっきり起きられないので、いつもギリギリになってしまう……。学生のときにいつもギリギリに登校していた人は、とくに気をつけましょう。朝、余裕をもって行動ができるようになるためには、前夜の行動がキモ。ゆっくり身体を休めるのも、実は仕事のうち、準備のうちに入ることを覚えておきましょう。

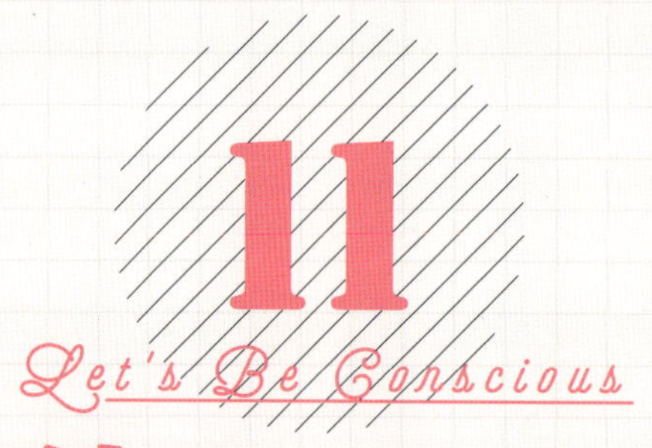

お休みルール

医院への連絡・経過報告

やむを得ない理由で急にお休みしないといけないときは、
「休む」ことがわかった時点で、医院に連絡を入れましょう。
翌日以降も休まなければならないときは、そのことも併せて伝えます。
スタッフの人数が減ると、仕事の予定を
組み直す必要がある場合もあります。
長引くときには経過報告を入れましょう。

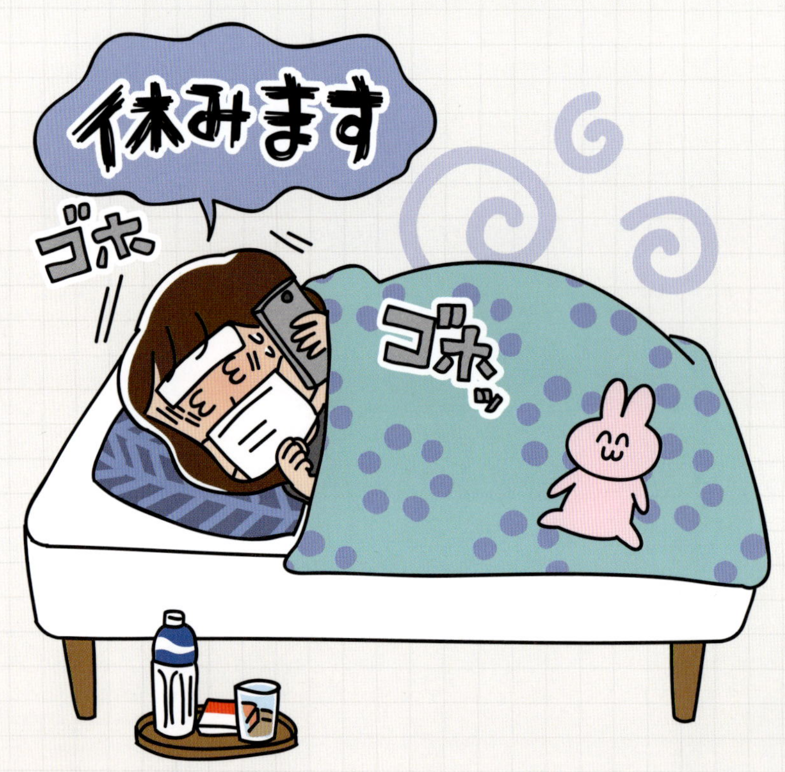

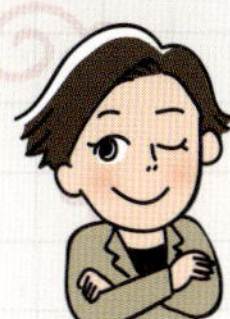

自院でのお休みルールをおさらいしましょう

お休みするときのルールや、報告すべき相手、連絡先はわかっていますか？　明文化されている場合はそれを書き出し、されていない場合は周囲に確認して、書き留めておきましょう。

自院での有給休暇を申請するときのルールもおさらいしましょう

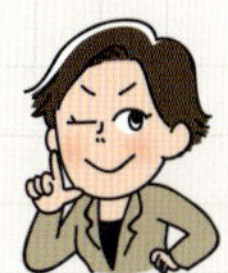

有給休暇は労働者の権利です。しかし、ほとんどの歯科医院はコンパクトな人数構成で仕事をしていますから、周囲に迷惑をかけないためにも、申請はできるだけ早めにしておきたいもの。自院での申請ルールを確認し、書いておきましょう。

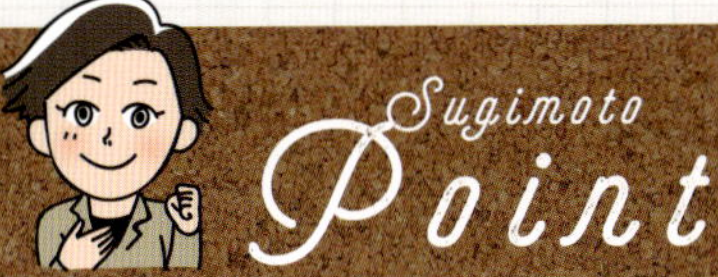

有給休暇で旅行に出かけたりするのは、楽しいものです。ぜひ有効に活用し、おおいに楽しんでほしいと思います。でも、はしゃぎすぎてお休み明けまで疲れを引きずってしまうのは、社会人としてNG。旅行の疲れもきちんとリセットして、仕事に戻りましょう。休暇後は、「お休みさせていただき、ありがとうございました」のひと言もお忘れなく。

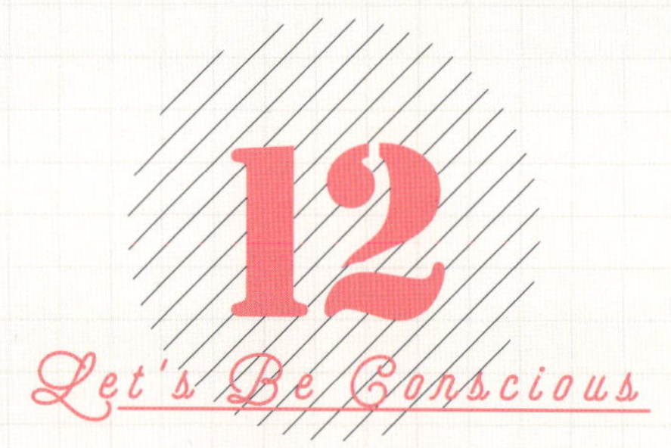

お休み翌日ルール

周囲へのひと言・引き継ぎなどの確認

風邪などでお休みしてしまうことは、誰にでもあります。
みんなに迷惑をかけてしまうと、くよくよしても仕方がありません。
まずはしっかり体調を回復させることが大切です。
休み明けの出勤時には、周囲に
「ご迷惑をおかけして申し訳ございませんでした」と告げましょう。
それから、休んでいた間の引き継ぎなども、自分から確認します。

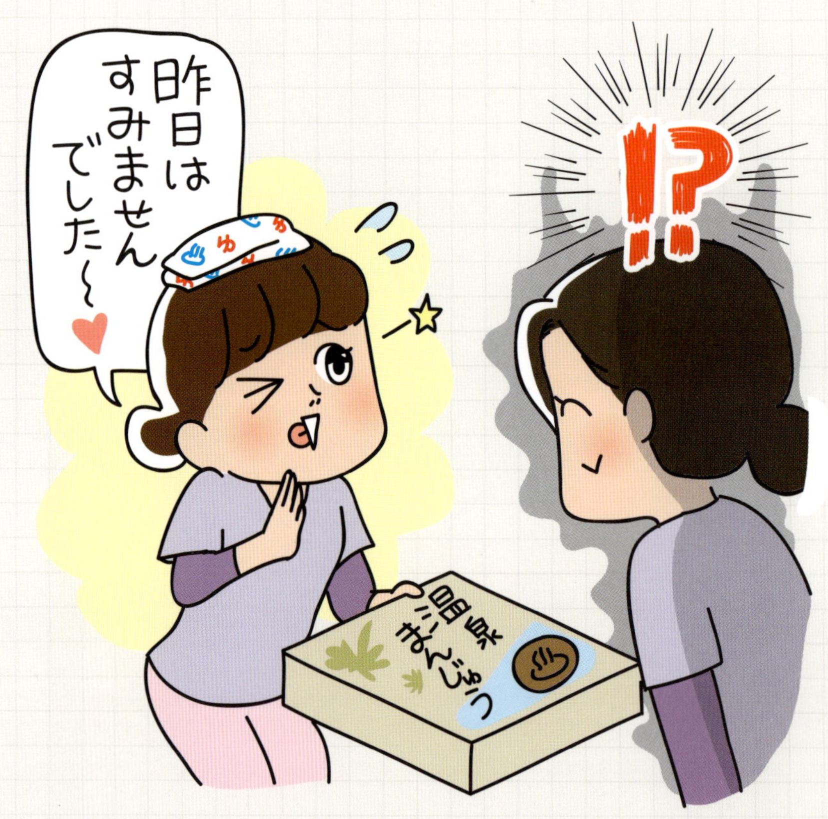

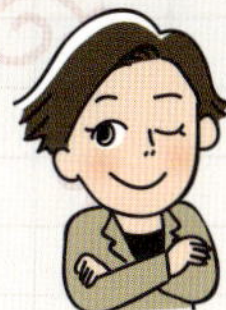

今日の予定を確認しましょう

お休みから復帰したときは、前日までの流れがわかりません。まずは今日の予定を確認しましょう。

◉何を見て確認しますか？　それはどこにありますか？

◉わからないときは誰に聞けばよいか、書いておきましょう。

休んでいた間の引き継ぎなどを確認しましょう

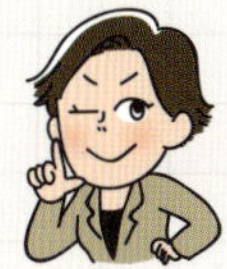

休んでいたときに何か新しいことが決まったり、新しい道具や器材などが増えていたり、予定が変更になったりしていないか、確認をしておきましょう。

◉何を見て確認しますか？　それはどこにありますか？

◉わからないときは誰に聞けばよいか、書いておきましょう。

Sugimoto Point

長いお休みをした場合は、とくに「浦島太郎状態」になってしまいがちです。自分の担当している患者さんについて確認しておくことはもちろん、ちょっとしたルールの変更や、物の配置の移動、新しい道具や器材の導入など、お休みの間に変わったことがないかを、復帰したその日のうちに必ず確認をしておきましょう。

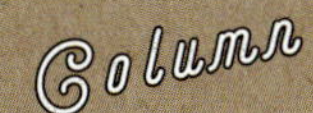

スイーツまみれになっていませんか？

私はいろいろな歯科医院にうかがう機会がありますが、どこのスタッフルームもスイーツでいっぱいです。歯科医院はいただきものも多いので、ある程度は仕方がありませんが、自分の鞄やロッカーにスイーツを常備している人も少なくありません。コンビニに行くと、まっ先に新作のスイーツをチェックしていませんか？

歯科衛生士は、歯石を取ったりPMTCをしたりTBIをしたりするだけが仕事ではありません。もっと食事や栄養、全身の健康維持・獲得に興味をもって学びましょう。まずは自分から。毎日、何となくだらだら食べるのはいますぐやめましょう。そして、手土産はできるだけ「スイーツ以外」のものをセレクト。小さなことですが、とても大切です。

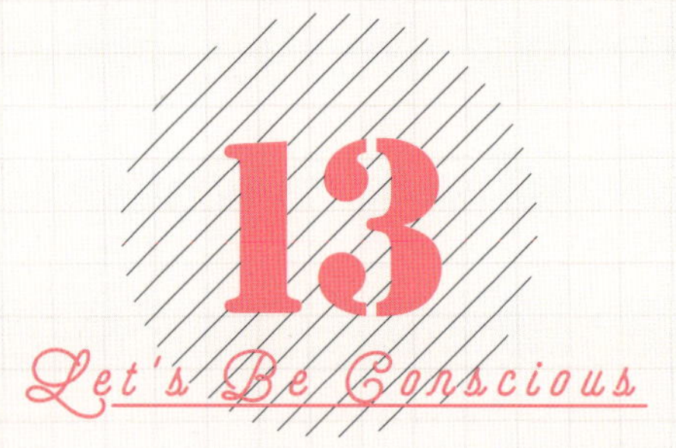

4Sルールって何?

整理・整頓・清潔・清掃

4Sとは、院内を快適で安全な状態に維持し、
「患者さんに選ばれる歯科医院」を作るために
必要な4つの要素「整理・整頓・清潔・清掃」のことを指します。
4Sには院内のことだけではなく、スタッフの身だしなみや
立ち居振るまいも含まれていると考えてください。
重要なのは、「何のためにするのか?」を
きちんと理解しておくことです。

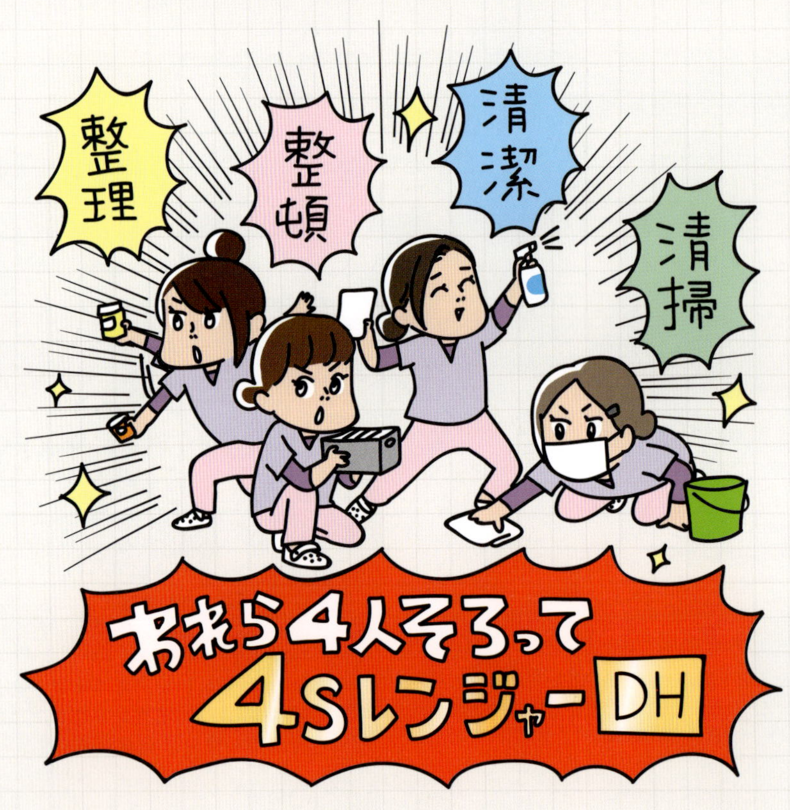

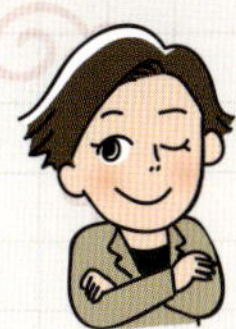

4Sを知っておきましょう

◉ **整理**(いらない物を捨てる)

・整理が必要なところや物を考え、書き出してみましょう。

・廃棄のルールを確認しておきましょう。

事業者ごみ

医療廃棄物

資源ごみ

その他

※院内の整理については、必ず理事長や院長の許可が必要です。

◉ **整頓**(必要な物をすぐに取り出せるようにしておく……棚の分類・レイアウトなど)

・整頓が必要なところと、その優先順位について考え、書き出してみましょう。

◉ **清潔**(清潔な状態をつねに維持)

・清潔を保つために個人で気をつけておくことを考え、記入しておきましょう。

◉ **清掃**(掃除をする)

・掃除のマニュアル(やり方+タイミング)はありますか? なければ周囲に確認し、「基準」をはっきりさせておきましょう。

スタッフの身だしなみや立ち居振るまいで「4S」を表すには、どうすればよいでしょうか。医院のルールに従うことはもちろんですが、スタッフそれぞれが「自分のイメージ=医院のイメージ」という自覚をもって考え、実践し続けることがより大切になります。また、定期的にお互いをチェックする態勢も必要になってくるでしょう。

14
Let's Be Conscious

守秘義務

患者の個人情報・スタッフのプライバシー・医院情報

私たち歯科医療従事者には、厳格な守秘義務が課されています。
日ごろから、患者さんの大切な個人情報を得て
仕事ができていることを忘れないようにしましょう。
カルテやＸ線写真などの管理に気をつけるのはもちろんのこと、
特定の患者さんのことを院外で話したり、
家族に話したりしないようにします。

しゃべらないけど
ボディランゲージはすごい

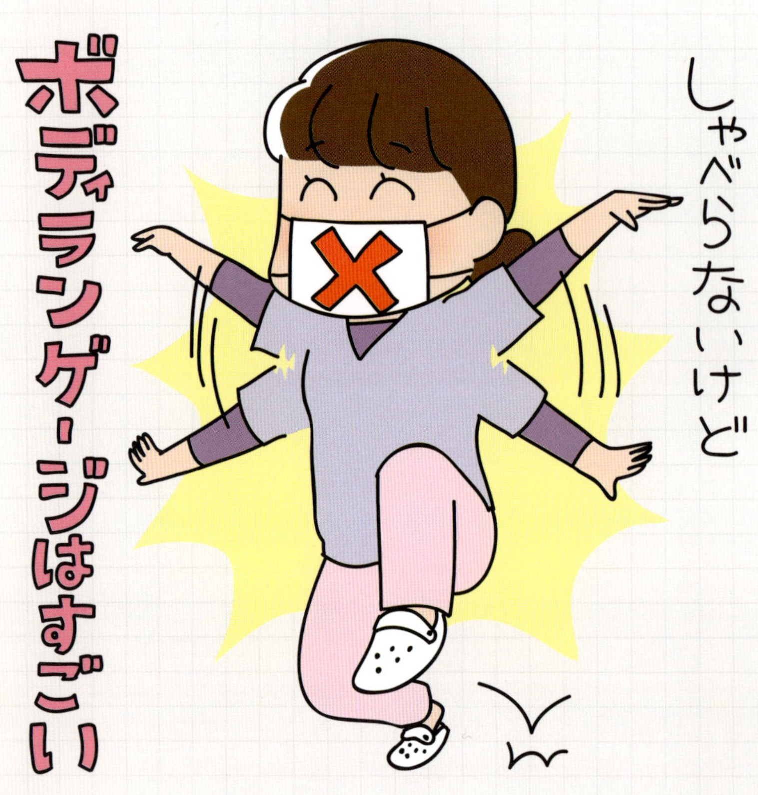

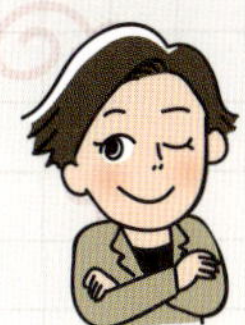

【歯科衛生士法第13条の6】

「歯科衛生士は、正当な理由がなく、その業務上知り得た人の秘密を漏らしてはならない。歯科衛生士でなくなった後においても、同様とする」

「業務上知り得た人の秘密」とは、具体的にどのようなものがあるでしょうか？　考えて書いてみましょう。わからなければ、周囲に聞いてみましょう。

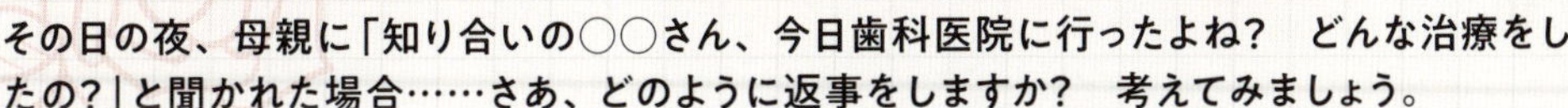

自分の母親の知り合いが、患者さんとしてやって来た！

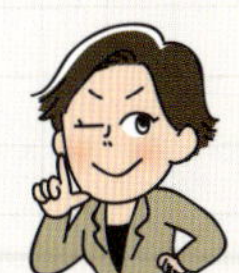

その日の夜、母親に「知り合いの○○さん、今日歯科医院に行ったよね？　どんな治療をしたの？」と聞かれた場合……さあ、どのように返事をしますか？　考えてみましょう。

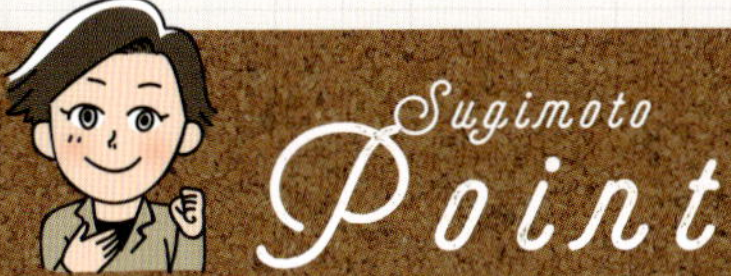

歯科衛生士の友だちと外で食事をしながら、仕事のグチをこぼしたり、相談したりすることがあると思います。でも、オープンな場所で仕事の話をするのはやめましょう。仕事にかかわる話をするときは、必ず個室などの場所を選ぶようにします。どこで誰に聞かれているかわからないからです。個室でも、医院名や個人名などは出さないように気をつけましょう。

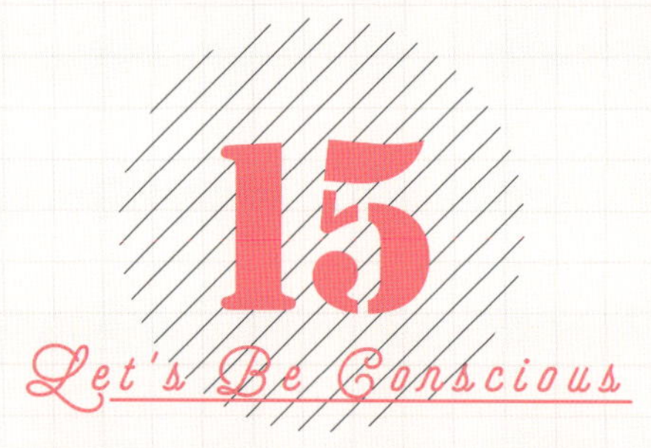

自分管理

苦手な場面・平常心・体調とメンタルの波

わかっているようで、意外とわかっていないのが自分のことですよね。
仕事の現場では、毎日何かしらの「事件」が起こるものです。
そのようなときにできるだけ平常心を保つためにも、
自分がどんな場面で動揺するのか、何に弱いのかを知っておくこと、
さらに自分なりの対策をもっておくことが大切です。

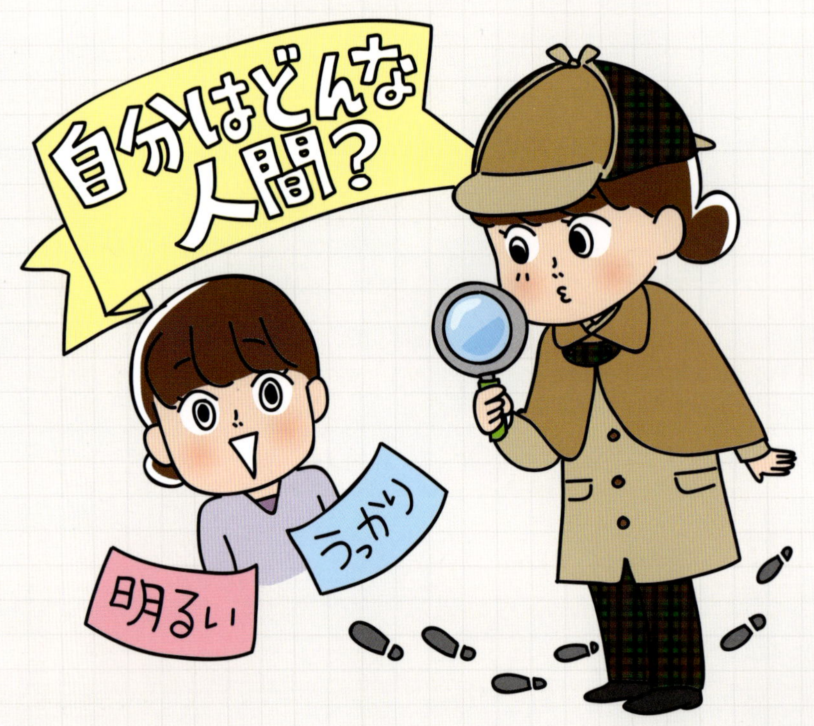

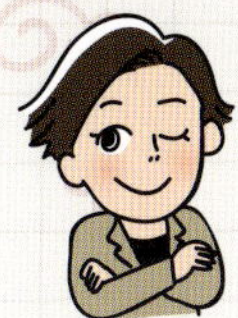

自分が慌ててしまうシーンを思い浮かべてみましょう

慌ててしまうポイントは、人によって違うものです。自分でよくわからなければ、周囲に聞いてみましょう。

まずは1ヵ月、体調やメンタルの波をカレンダーに記録してみましょう

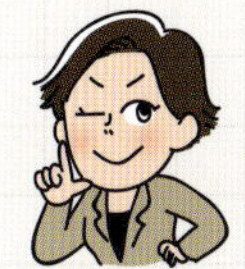

体調やメンタルがよくないときには、思い当たる理由も一緒に記しておきます。1ヵ月続けてみて、わかったことがあれば書いておきましょう。

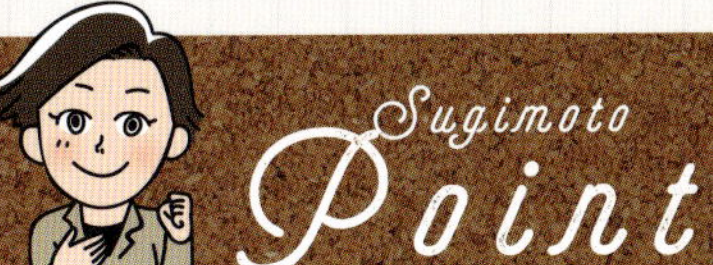

コミュニケーションにおける「苦手なこと」は人それぞれで、自分がどんな状況が苦手なのか、わかっている人は意外と少ないものです。コミュニケーションは「スキル」の一つで、訓練によって上達させることができます。ロールプレイングをすると、自分の苦手がよりクリアになりますので、ぜひ取り組んでみてください。

Column

自分管理ツール

体調やメンタルをできるだけ一定に保つことは、仕事を続けていくうえでも大切です。そのために、自身の体調とメンタルの波や、考え方のクセなどを把握しておくことが重要です。

完璧主義の人や思いどおりに事が進まないとイライラする人は、仕事のうえで自分だけではどうしようもないこともあり、ストレスが大きくなりがちです。ストレスが溜まると、体調やメンタルにも影響が出てしまいます。

メンタルの管理は手帳やスマートフォンに記録をするのがお勧めです。どんなときに、どんな気持ちになるのかをわかっているだけでも、かなり違います。あとは、「メンタルが下がっているな」と感じたときの対策を、自分なりにいくつかもっておきましょう。

第2章　お仕事の基本マナー

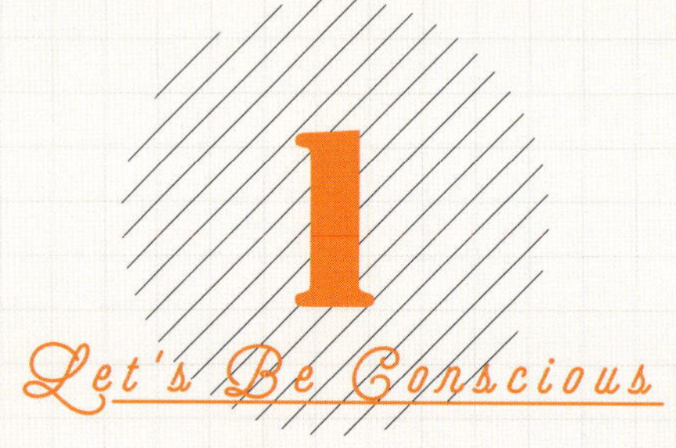

ほう・れん・そう

当日に実行・アポイントをとる

歯科医院では、ほとんどが予約の時間単位で仕事をしています。
だから、何か先輩や院長に話さなければならないことがあっても、
忙しさでついタイミングを逃してしまいがちです。
そうしているうちに、どんどん話しにくくなってしまうもの。
午前診のことは昼休憩までに、午後診のことは終了時までにと、
ほう（報告）・れん（連絡）・そう（相談）を
翌日にもち越さないことが大切です。

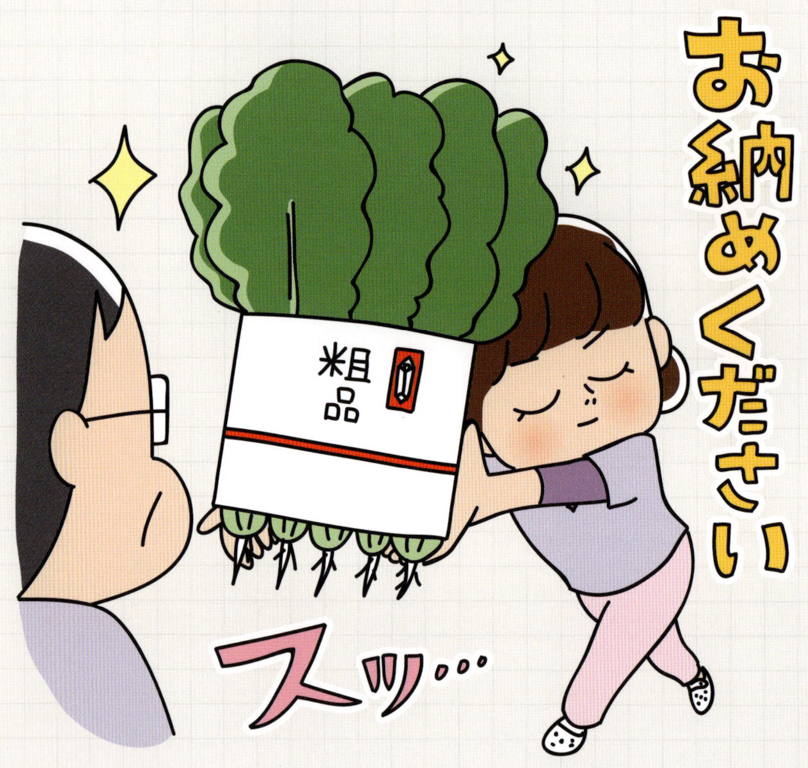

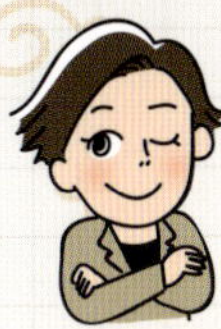

ほう・れん・そうの前に内容をまとめる習慣をつけましょう!

5W1Hに沿って内容をまとめると、モレがなくなります。

いつ（When）	
どこで（Where）	
誰が（Who）	
何を（What）	
なぜ（Why）	
どのように（How）	

ほう・れん・そうの相手に「アポイント」をとりましょう

下記の例に沿って、アポイントのリハーサルをしましょう。

例

「　　　　　　　　先生（先輩）、　　　　　　　　　　　　　　　　の

ことで（報告・連絡・相談）があります。　　　　　　　分ぐらいで終わりますが、いまお時

間よろしいでしょうか」

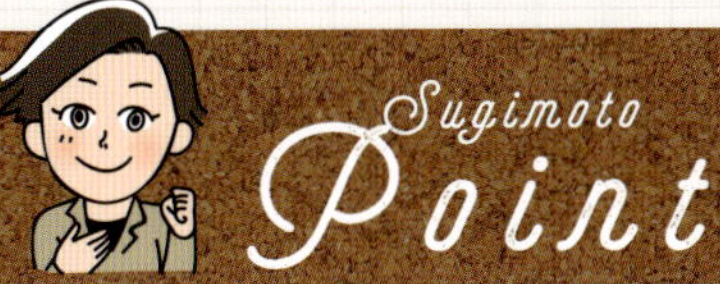

話をコンパクトにまとめるのは、慣れていないと意外と難しいものです。最初から上手にできる人はほとんどいません。面倒でも事前準備をしっかりしておくことで、ほう・れん・そうの際のドキドキも減らせます。
いきなり院長に話すのはハードルが高いと感じる人は、まずは先輩に聞いてもらってリハーサルをしておくのもお勧めです。

2
Let's Be Conscious

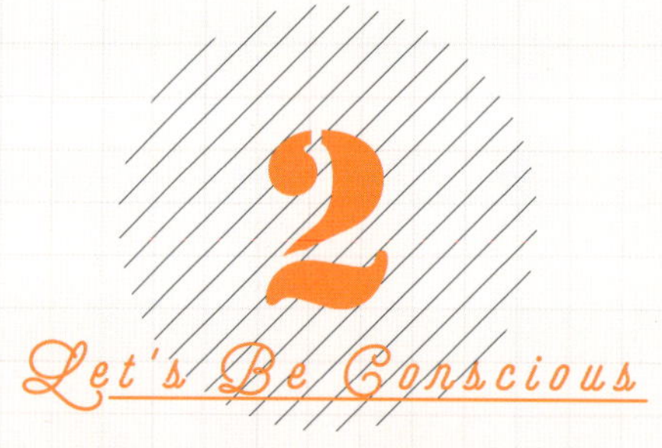

指示の受け方

返事・メモ・あいづち・質問・指示内容の確認

仕事上で、さまざまな指示を受けることがあります。
指示の受け方には、コツがあります。
たとえば、メモをとること、不明な点があっても
最後まで聞いてから質問をすること、
最後に指示内容を確認することなどが挙げられます。
とくに「いつまでにするのか」を指示されなかった場合は、
必ずその場で確認しておきましょう。

○×をお願いします
ハイッ
ところで○×ってなんですか？

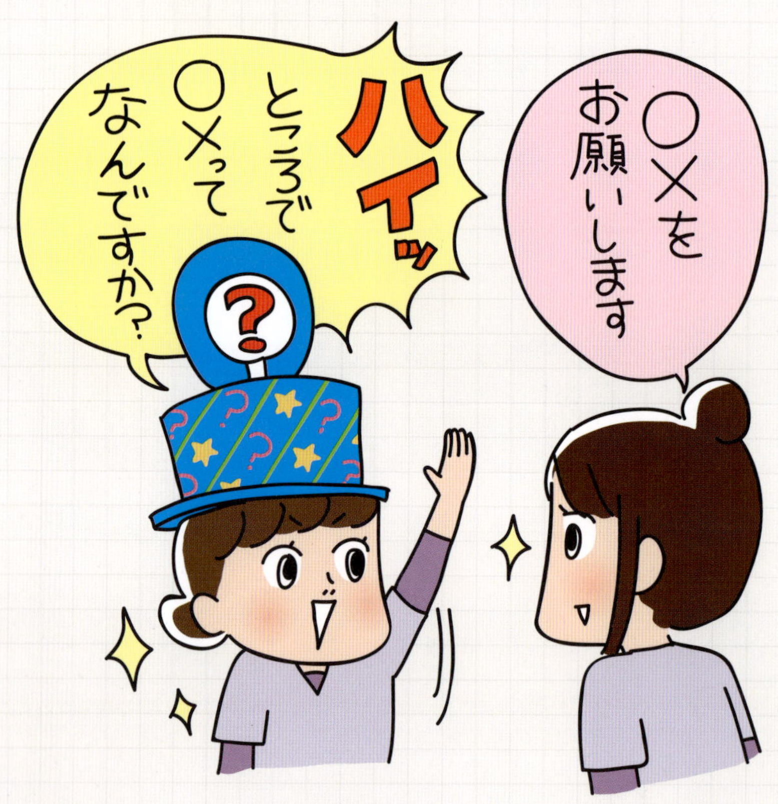

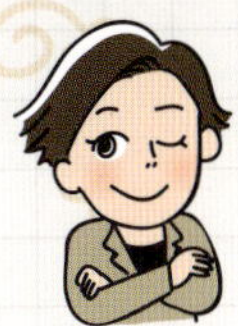

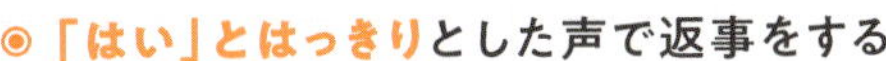

先輩（院長）に呼ばれたらすること

- ◉「はい」とはっきりとした声で返事をする
- ◉他の仕事をしていても、いったん手を止める
- ◉メモ帳と筆記用具を持って行く
- ◉失礼しますと声をかける
- ◉アイコンタクトとあいづちを意識しながら、指示を聞く
- ◉要点をメモする
- ◉質問は指示が終わってから
- ◉最後に指示内容の復唱と確認をする

指示を受けるときのNG態度に気をつけて！　どのように改善すればよいかを考えてみましょう

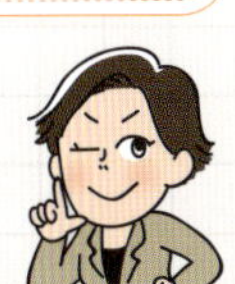

◉姿勢：NG！…片足に重心をかけている
⇨「　　　　　　　　　　」

◉表情：NG！…嫌そうな顔・困った顔・不安そうな顔
⇨「　　　　　　　　　　」

◉メモ：NG！…メモ帳を出さない・メモをとろうとしない・手を後ろに回している
⇨「　　　　　　　　　　」

◉あいづち：NG！…「うん」、「はいはい」、「はぁ」
⇨相手のペースに合わせた「　　　　　　　　　　」

◉質問：NG！…相手の話を遮って質問をする
⇨「　　　　　　　　　　」

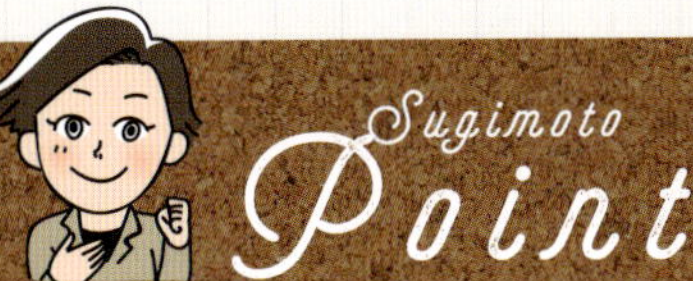

いまの自分にはまだ無理だと思われる指示を受けた場合でも、可能な範囲で積極的に取り組んでみましょう。相手もそれを理解したうえで、あえて指示をしていることもあるからです。ただ、わからないことや疑問点がある場合は自分から早めに報告し、指示を仰いだり、周囲に相談し、一人で抱え込まないようにします。

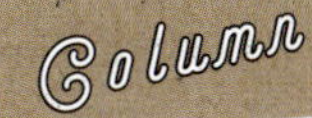

何もできなくて当たり前

たとえ他院で経験があったとしても、入職したばかりのときは何もできなくて当たり前です。歯科医院の現場はさまざま。仕事の進め方や考え方の違いは、歯科医院の数だけあるからです。

現場でみんなが忙しく働いているのを見ると、自分だけが役に立たない現実に落ち込んでしまうこともあるでしょう。ですが、落ち込んでいても仕方がありません。昨日よりも今日、今日よりも明日と、小さなことでも構わないので、「できる」や「わかる」を積み重ねていきましょう。

それにはやはり準備と復習、練習が必須です。とくに重要なのが、できるだけ周到な準備をしておくことです。なぜなら、イレギュラーな事態でも落ち着いて対応できるといった、気持ちの余裕が生まれるからです。

3
Let's Be Conscious

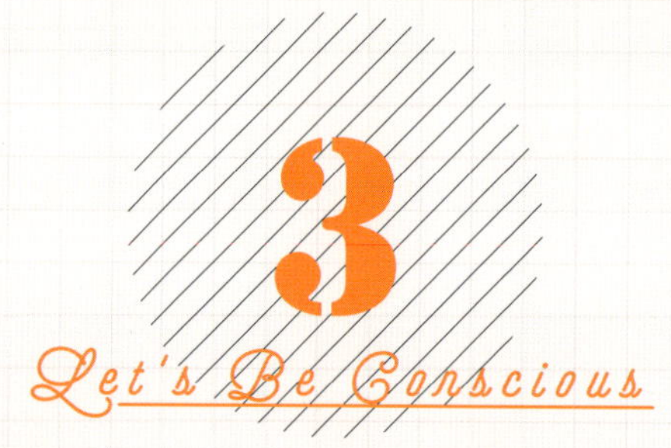

わからないままにしない

当日に確認・メモの見直し・質問の準備

教えてもらったことや課題、レポートなど、
いったん「はい」と返事はしたものの、
「わからないところがあるなぁ。わかる範囲内でやればいいか……」
とせずに、できるだけその日のうちに確認をとりましょう。
でも、教えてもらってから何日も経っていて、いまさら聞きにくい……。
そんなときは、「もっと早くに確認をしておけばよかったのですが」
というひと言を添えて聞きましょう。

タイム
カプセル
先輩へ
あのときの
あれって
一体何だったん
でしょうね？
そんとき
聞いてね
ハイ

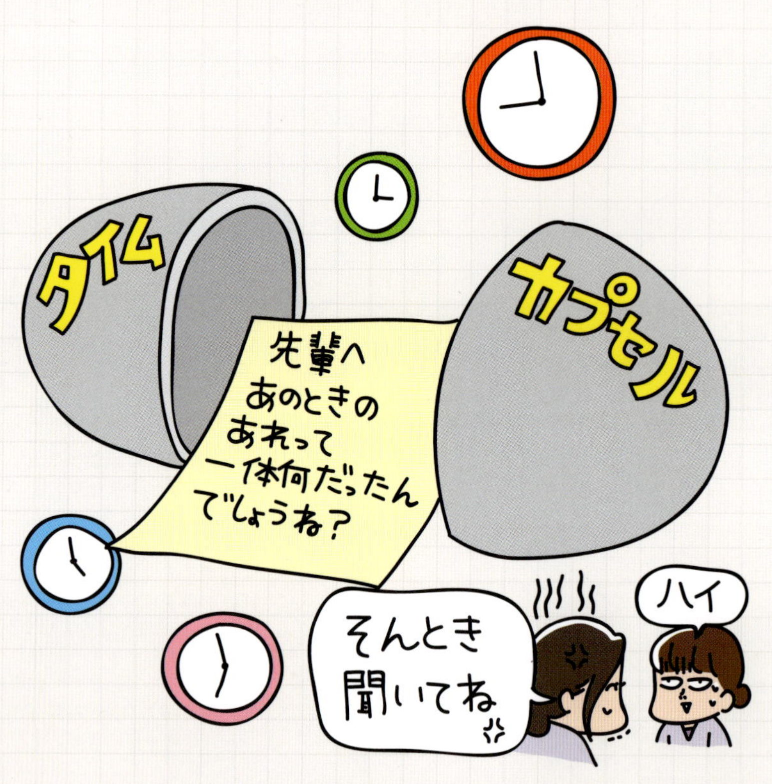

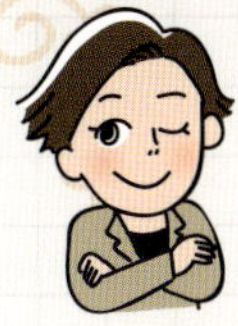
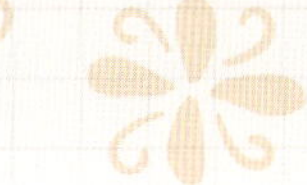

その日のうちに確認するポイント

◉ 教えてもらったことは、**家に帰る前にメモを見直して軽く振り返る**

◉ 出された課題の内容は、**家に帰る前に確認する**

しばらく時間が経ってから質問したいことが出てきたら……

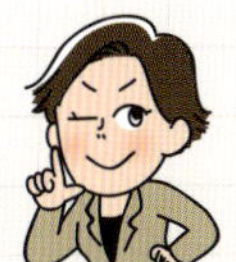

しばらく時間が経ってから質問したいことが出てきたとき、なぜそうなったかの理由（すぐに質問をせずに後回しにした、など）について、いくつか考えてみましょう。それを乗り越えるための方法も、併せて考えて書いておきます。

◉ NG！…わからないことからとりあえず聞いてみる ⇨ どこまで（理解）していて、どこの何がわからないのかをできるだけ（説明できるように）準備してから聞く

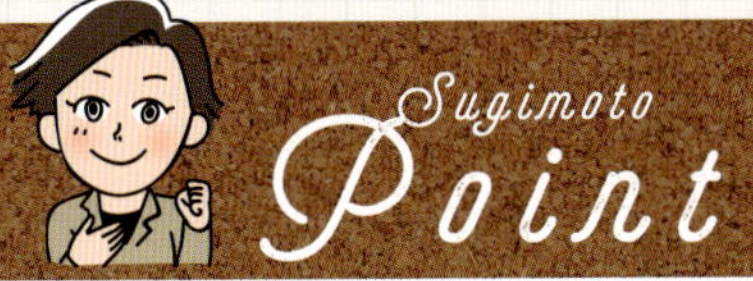

質問を受ける側としては、すぐに質問に来てもらえるとそこにやる気を感じられ、うれしいものです。反対に「大丈夫かな」と感じてしまうのは、日が経ってしまってからの、いわゆる「丸投げ質問」です。質問に来るまで時間があったにもかかわらず、何も考えていなかったような印象を受けてしまいます。準備が大切なのは、質問するときも同じですよ。

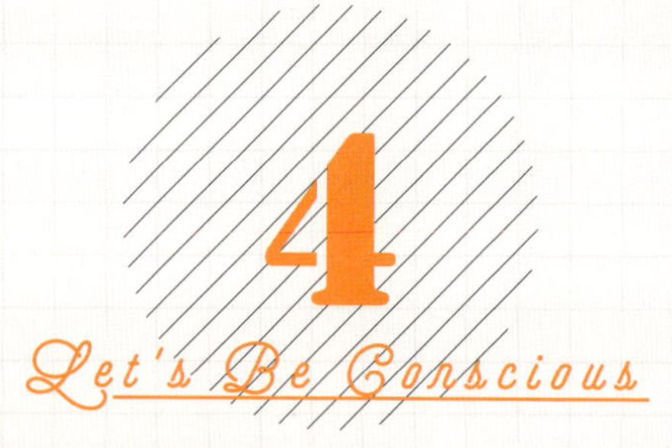

質問ルール

質問準備メモ・返答の聞き方

質問したいことがあったら、簡単なメモでよいので準備をしましょう。
質問相手である先輩も院長も忙しいですから、
できるだけ効率よく、コンパクトな時間で済ませます。
質問するときは、「お時間よろしいですか」と確認をとってから。
無理そうなら、別の時間にアポイントを確保しましょう。
そのほうが、お互いに落ち着いて話ができるからです。

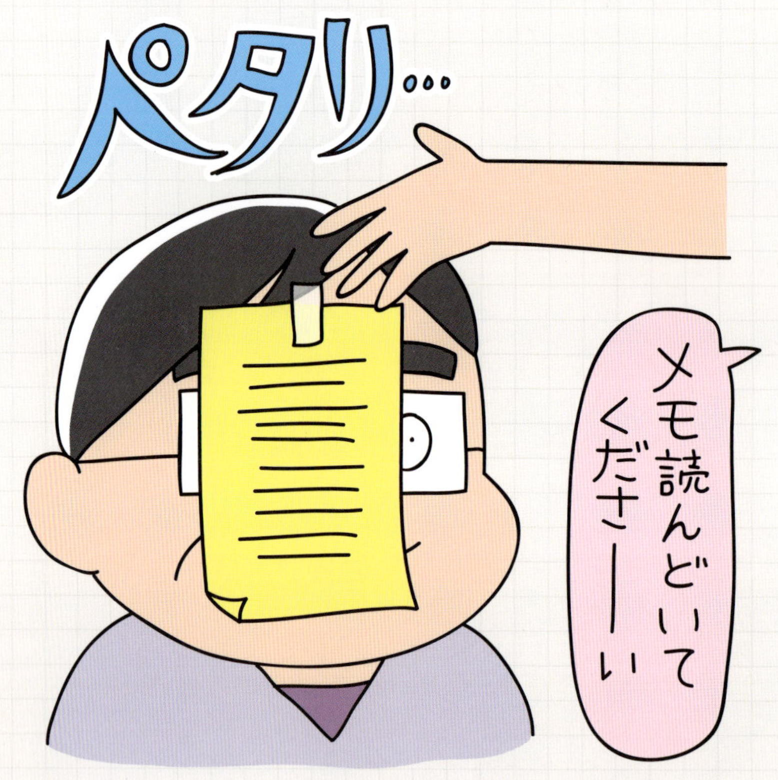

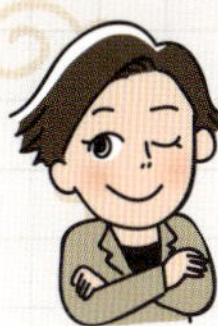

質問準備メモを作ろう

何がわからないのか、質問内容を「具体的に」聞きましょう。また、どこまでわかっているのかを話せるようにもしておきましょう。

【質問内容】	【返答内容をメモ】
◉わからないこと ◉自分で理解している内容の確認	◉聞きモレがないように

返答を聞くときの「聞き方」に注意!

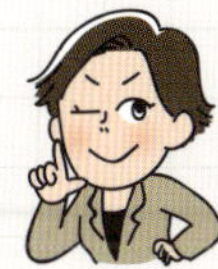

質問に答える側が、「ちゃんと聞いているな」と感じるような聞き方を、身振りや表情で表現するにはどうすればよいか、考えてみましょう。

◉立ち方・姿勢

◉表情

◉視線

◉うなずき・あいづち

◉返事

「この間出したレポートは、順調に進んでいるかな?」というふうに、先輩や院長に質問されることもあると思います。
実は、このような質問⇒答えの場合、「答え」のほうがカギを握っています。相手は「まだです」や「途中です」という返答ではなく、もう一歩踏み込んだ具体的な答えを求めていることを覚えておいてください。

5
Let's Be Conscious

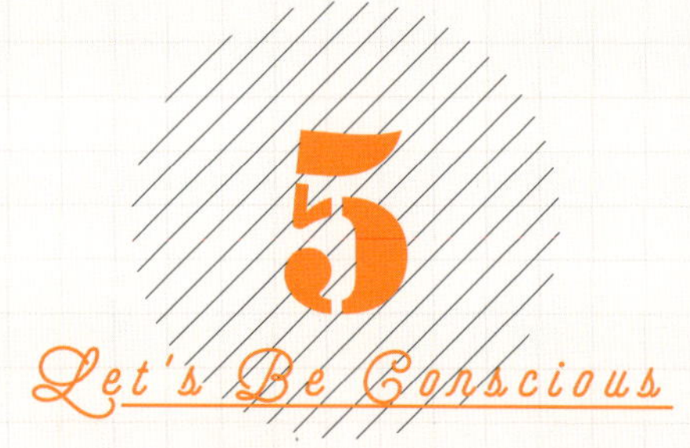

メモ帳の用意

普通用・まとめ用・サイズ

メモ帳は2冊用意しましょう。1冊は普通のメモ用です。
もう1冊は仕事の用意や段取り、注意を自分なりにまとめる用です。
覚えたり注意したりしなければならないことは山のようにあります。
「これってどうだったかな?」と思ったときに、
1冊のメモから探し出すのは結構たいへん。
まとめ用の2冊目があれば、慌てずに済みますよ。

これだけ
メモ帳が
あれば
大丈夫!!

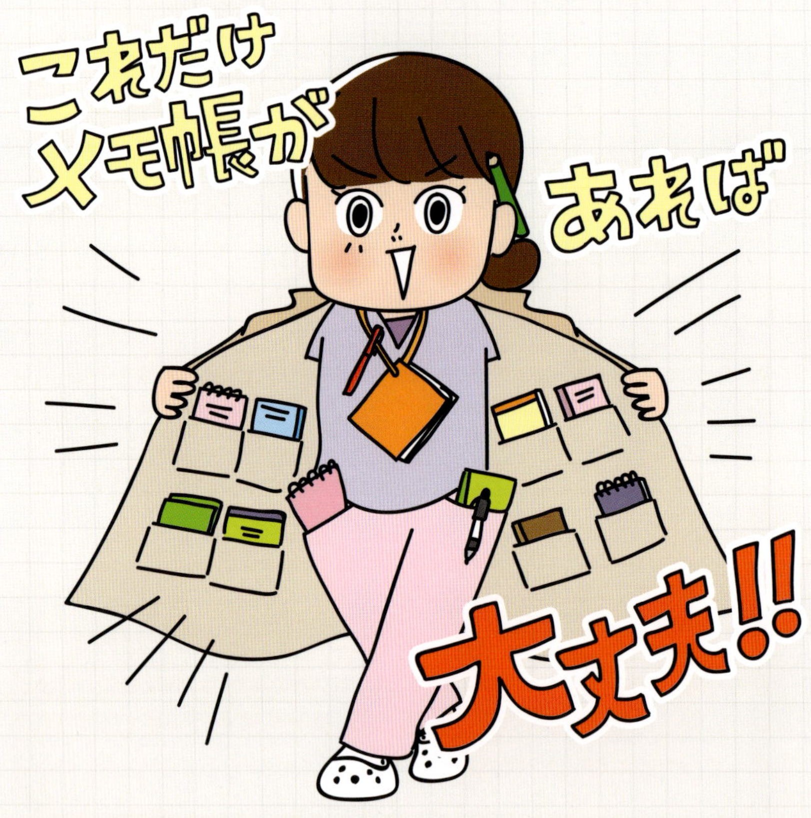

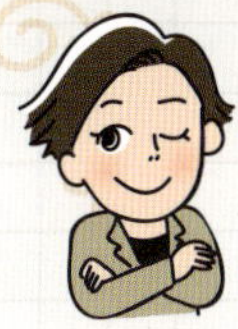

お勧め！　メモ帳の使い分け

◉何でもメモする用
- **走り書き**でもOK
- 大きさは、ユニフォームの**ポケットに入る**ものが便利

◉家に帰ってまとめる用
- **インデックスをつける**などの工夫をしよう
- 大きさは、ユニフォームの**ポケットに入る**ものを選ぶ
- **イラスト**や**写真**、**カラーペン**などで見やすく、自分がわかりやすくする

自分のメモ帳をリニューアルしてみましょう

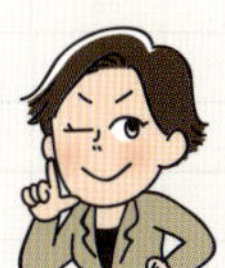

◉自分のいまのメモ帳は役に立っていますか?

◉自分のメモ帳で使いにくいと感じるのはどこですか?

◉メモ帳のリニューアルをいつまでにやりますか?

◉リニューアルにあたって、どんな工夫をしますか?

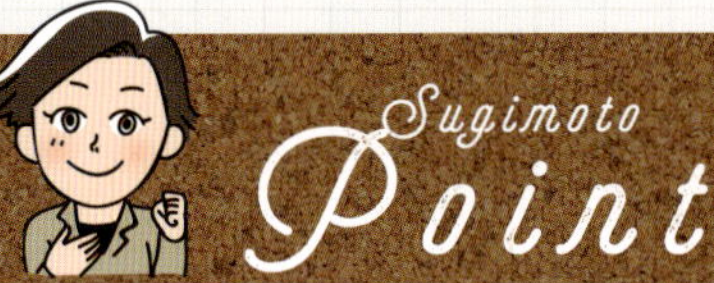

誰かのメモを見せてもらう機会って意外にないものです。先輩にお願いして、メモ帳を見せてもらいましょう。自分とはまったく違うメモのとり方をしているかもしれません。いいな、と思ったことは、すぐにとり入れます。メモをまとめる行為は、自分の頭の整理と同じこと。最初は難しく感じても、続けていくと上手になりますよ。

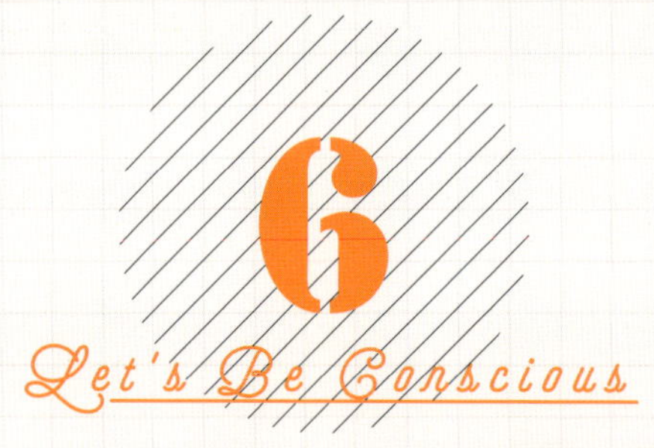

カメラの活用

写真や動画の撮影&活用・院長の許可

治療の用意や片づけ、消毒・滅菌の手順など、
手書きのメモだけでは覚えきれないことも多いと思います。
そんなときは自分のスマートフォンで写真を撮ってプリントし、
メモ帳に貼っておくことをお勧めします。
プリントに写っている物の名前などを書き込めば、一緒に覚えられます。
ただし、写真を撮る際は必ず院長の許可をとり、
診療時間外にしましょう。

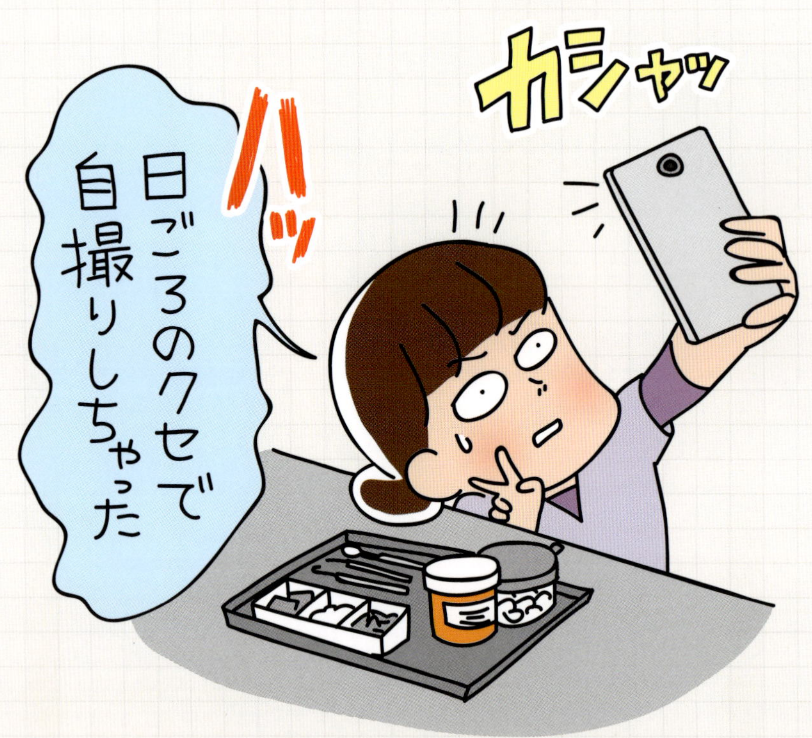

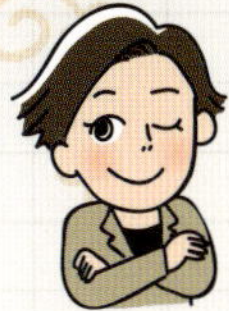

用意一式＋細かいアイテムは、写真＋文字で

イラストが得意なら、自分で描いたイラストでメモを作るのが最も覚えやすいのですが、苦手なら写真が一番。同時にスマートフォンで写真を加工し、アイテムの名前も書き込みましょう。

◉ 写真に撮って覚えたい物やことをピックアップしてみましょう

動画も活用しよう!

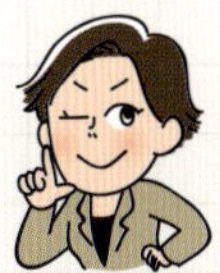

スマートフォンで短い動画を撮ったり、それを再生したりすることは、以前と比べてかなり簡単になりました。先輩にお願いして、覚えたい作業の様子などを動画で撮らせてもらいましょう。ただし、プライベートの動画とは違いますから、それなりの下準備は必要ですよ。

◉ 動画で撮影し、復習したい内容は何ですか?

◉ 動画撮影に必要な下準備を書いておきましょう

◉ 誰に動画撮影をお願いしますか?

◉ 院長に許可はとりましたか?

◉ どのように動画を撮りますか?

◉ いつ動画を撮りますか?

◉ 動画を撮り終わったら、院長にも報告しましょう

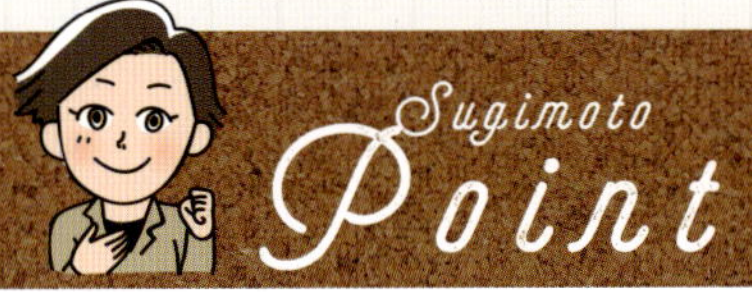

撮った写真や動画の扱いは、院内と自分の仕事の利用だけに留めます。くれぐれも、院外の人に見せたり、Facebookなどのソーシャルネットワークサービスにアップしないようにしてください。医院全体で、たとえばYouTubeなどの動画投稿サイトにアップすることになるのは別ですが、自分で勝手に行ってはいけません。院内では積極的にシェアし、ノウハウを蓄積していきましょう。

7
Let's Be Conscious

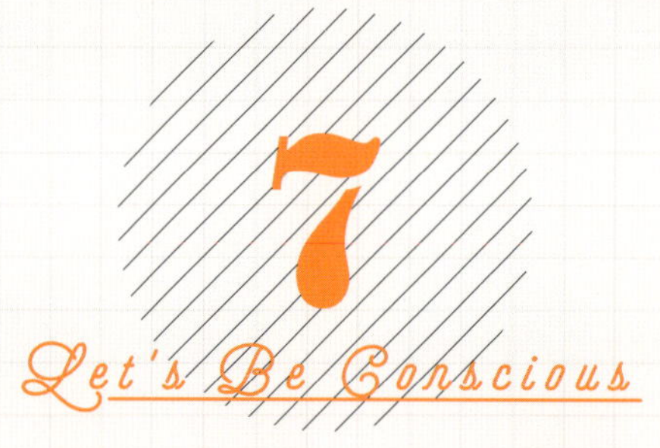

締め切り厳守

モチベーション・計画・時間配分

「決められた期限」をきちんと守るのは、社会人として当然のことです。
「月曜日までに」などの曖昧な指示の場合、
「当日の診療が始まるまでに」と考えるのが常識です。
間に合いそうもないと感じた場合は、ギリギリになってからではなく、
指示されたときに相談をして決定するようにしましょう。

今日中ってことは
23時59分までOKって
ことですよねー
そうきたか…

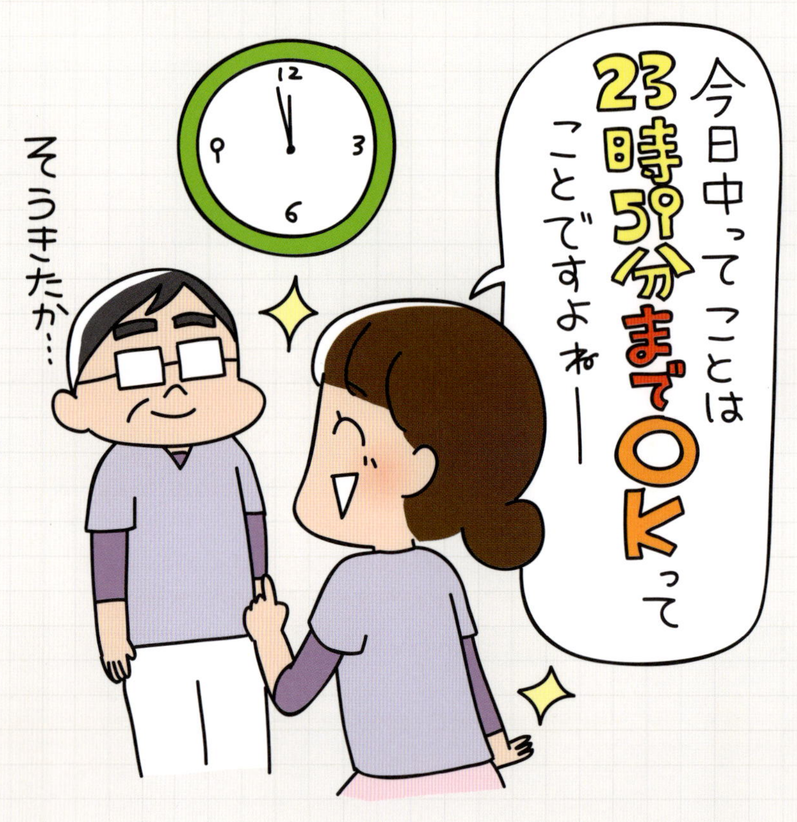

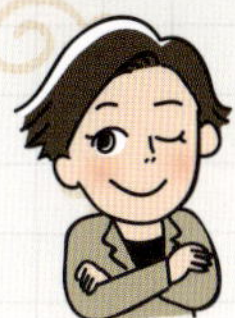

いま現在、締め切りがあることを抱えていますか？それは何ですか？

締め切りを守るために自分がすべきことを記録しておきましょう

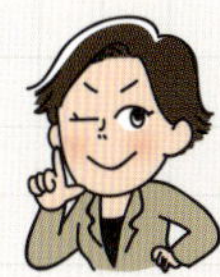

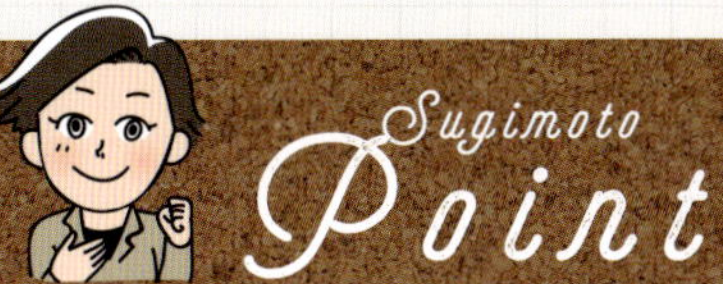

何かが「間に合わなくなる理由」は、人によってずいぶん違うものです。モチベーションの維持に左右される人もいれば、計画や時間配分が重要な人もいます。期限を守らなければならないとわかっていればいるほど、逃げ出したくなる人もいますよね。大切なのは、自分の傾向を自分で理解し、自分専用の対策をとることです。

第3章

コミュニケーションの基本マナー

1
Let's Be Conscious

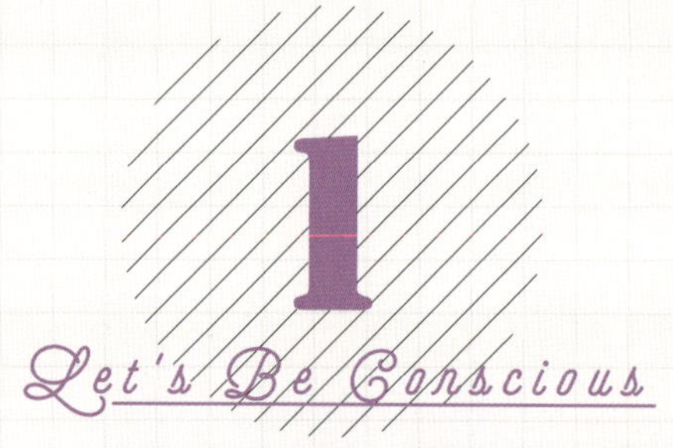

なかよしが目的ではない

関係性の構築・仕事場・協調・丁寧

仕事仲間と、プライベートもなかよくなれたらいいなあ……
という気持ちはよくわかります。
けれど、なかよくなりたい（嫌われたくない）という気持ちが強くなりすぎて、
言うべきことが言えなくなってしまうのはよくありません。
仕事上の目的を達成するためには、時には言わなければならない場合もある、
ということを覚えておきましょう。

言いづらいから
手紙に
しました!!
Dear 先輩

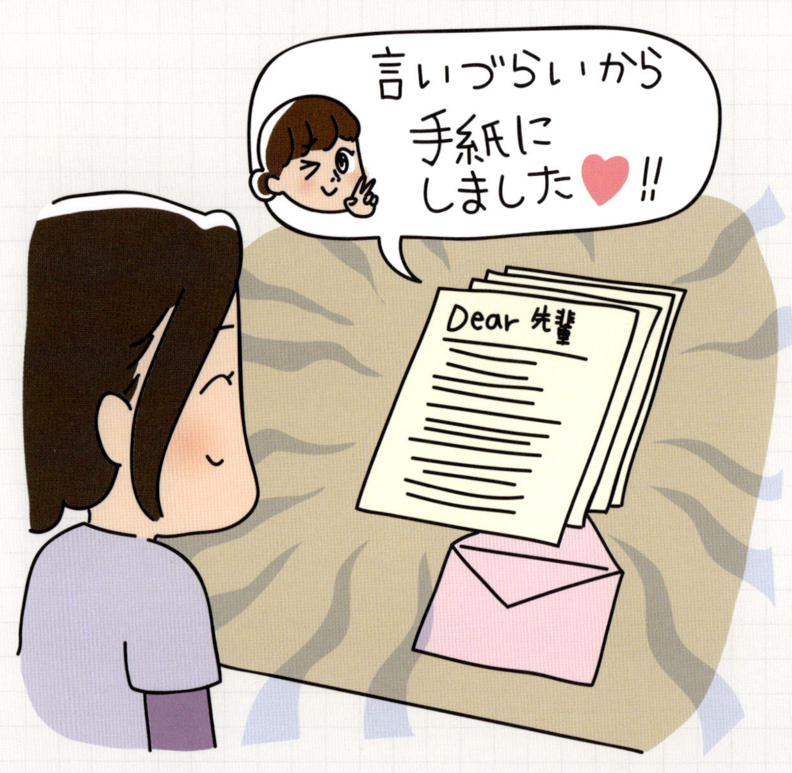

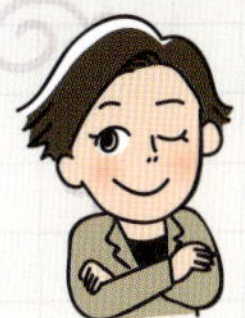

仕事の先輩や仲間と、どんな関係でありたいと考えていますか？そのためにあなたができることは何ですか？

もしも自分と「合わないな」と思うような人が入職してきたらどうすればよいか、自分にできることを考えてみましょう

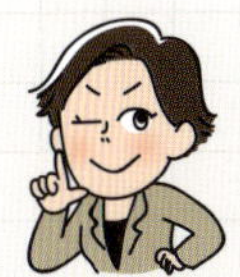

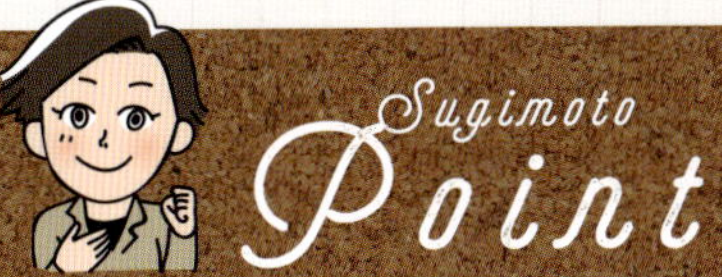

人が集まるところでは、気が合う人もいれば、そうでない人もいるのが普通です。いろいろな人がいる仕事場でうまくやるには、まずは自分の仕事をきちんとこなすことです。また、わからないことをそのままにしたり、自分勝手な解釈をしたりしないことも大切です。丁寧に仕事をして周囲に認めてもらえれば、院内での居心地はかなりよくなるはずです。

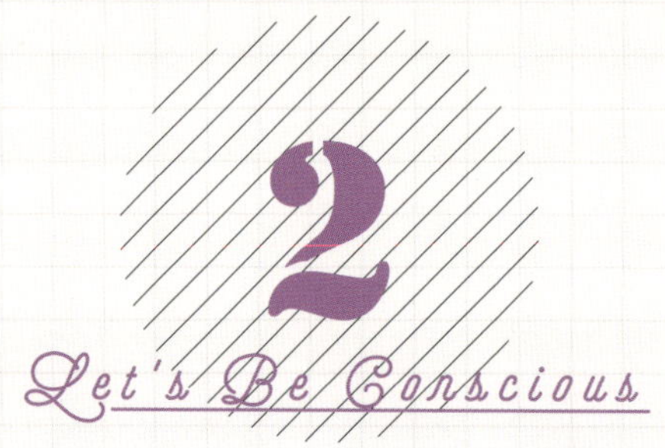

院長との意思疎通

まずは話してみる・自院の歴史・未来の方向性

院長ときちんと話ができていますか?
毎日話す人もいれば、職場の規模によっては
院長とめったに会わない人もなかにはいるかもしれませんね。
入職したばかりのころは先輩との関係が軸になりますが、
どんな状況でも、院長は新人さんのことを
期待と心配の半々の気持ちで見守っています。

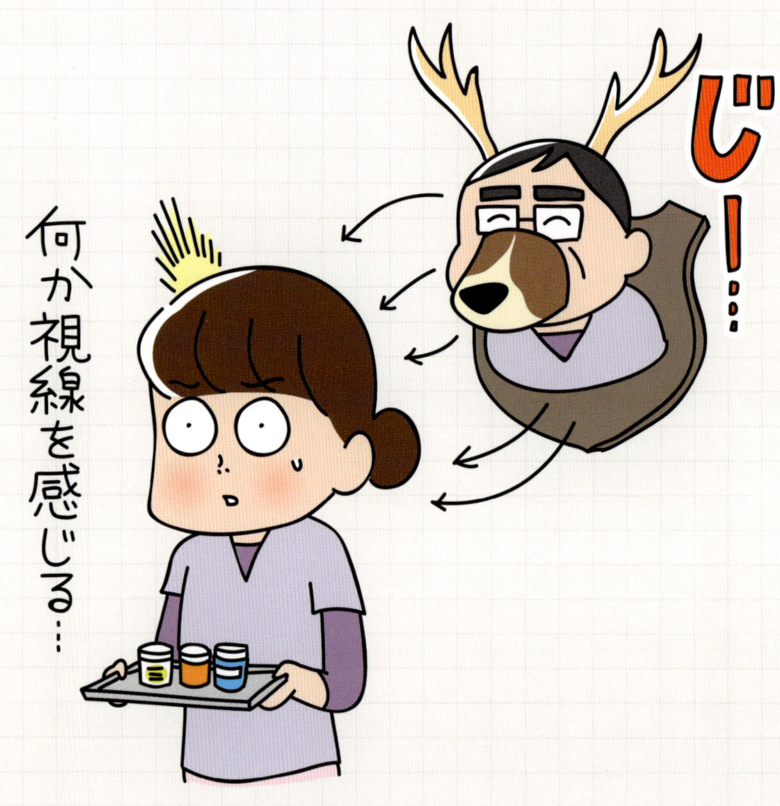

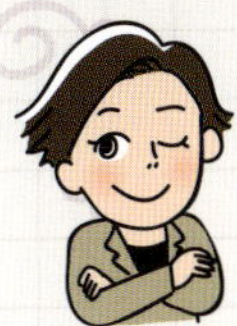

院長のこと、どのぐらい知っていますか？

年齢は？　出身大学は？　専門は？　所属している学会やスタディグループは？　プライベートは？　知らなければ、周囲の人に聞いてみましょう。

自院の歴史を知っていますか？

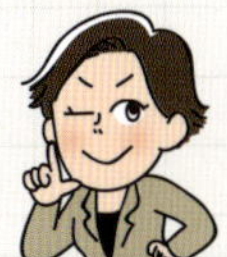

いつ、どのような想いで開業し、どのように発展してきたのかなど、知らなければ院長に聞いて書いておきましょう。

☞ P.118の「付録1：働いている自院のことがもっとわかるシート」を使って、自院のことを調べましょう。

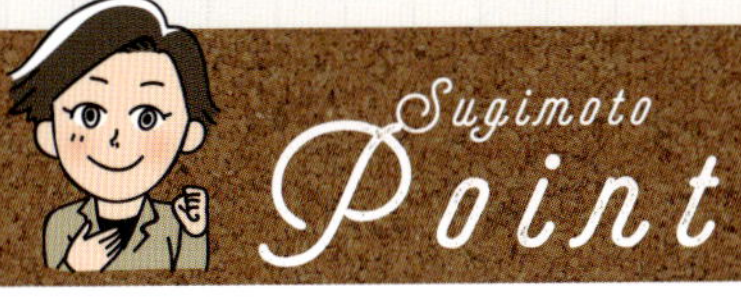

自院の歴史や院長の「想い」を知っておくことは、とても大切です。それは、歯科医院全体が「これからどこに向かっていくのか」を知ることに繋がるからです。自分自身の仕事の未来にも深く関係しているといってもよいでしょう。いきなり院長と話すのはハードルが高いかもしれませんが、ぜひチャレンジしてみてください。

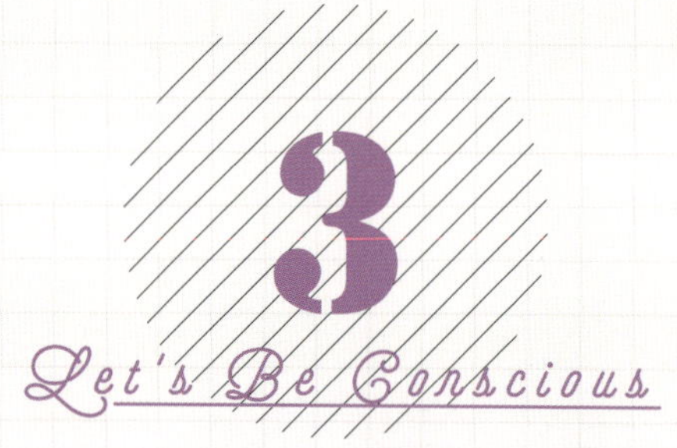

先輩との意思疎通

自分の行動・自分がどんな後輩かを知る

話しやすい先輩もいれば、とっつきにくい感じの先輩もいるかもしれません。
どんな先輩でも、「しっかりと返事ができる」、「言われたことをきちんとする」、
「必ずメモをとる」、「わからないことは前もって相談する」
ことができる後輩なら、しっかりサポートしてくれるはずです。
関係性作りは、自分の行動を見直すことから始まります。

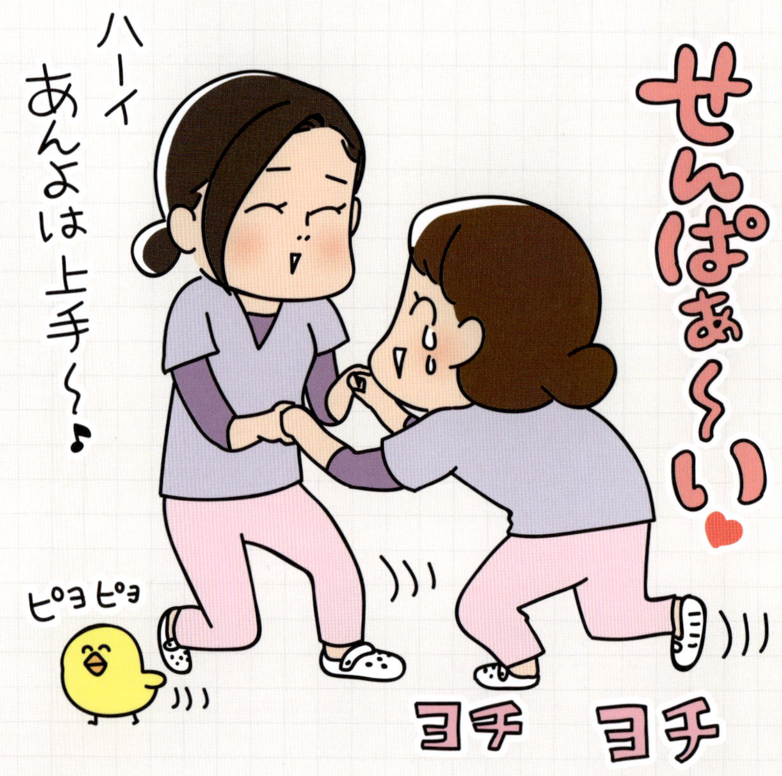

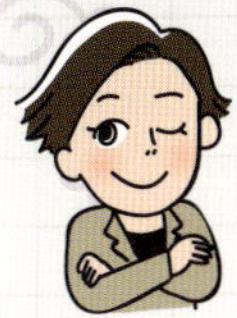

自分が先輩にとってどんな後輩かを知っておきましょう!

まずは、先輩から見て自分がどんな後輩かを考えて書いてみましょう。わからなければ、周囲に聞いてみましょう。

コミュニケーション上手な後輩になりましょう

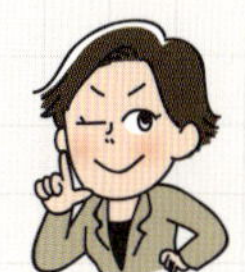

いまより一歩でもコミュニケーションがうまくいくようになるには、自分に何が必要か考えましょう。具体的にどんな行動をするかも書いておきましょう。

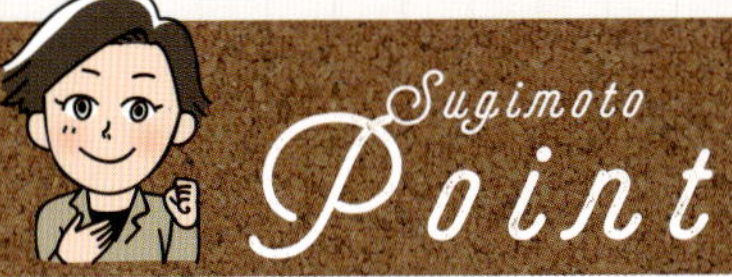

「先輩」といっても、年齢が同じだったり、年下だったり、職種が違ったりと、いろいろありますね。どんなパターンでも、自分にとっては仕事の先輩であることを忘れないようにしましょう。体育会系のような上下関係は必要ないかもしれませんが、日ごろから意識しておくと、ちょっとした行動に差が出てきます。

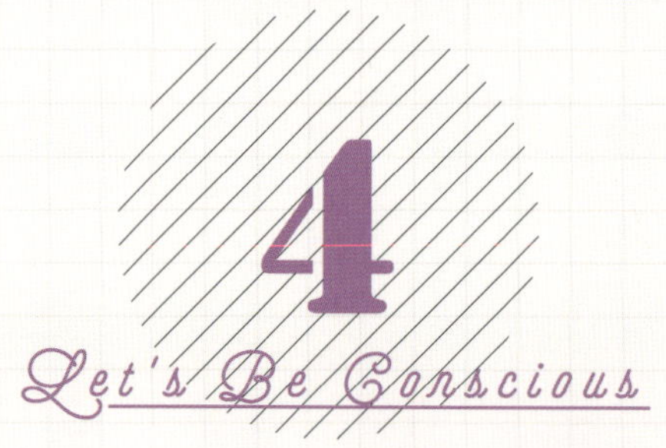

同期との意思疎通

比較しない・役割・期待されている姿・スイッチ

ほとんどの歯科医院はコンパクトな人数で構成されていますから、
同期がいるという人は多くないかもしれません。
いる人はそれだけでも心強いですね。
気の合う人だとうれしいですが、そうでなくても
助け合う関係作りを目指していきましょう。
プライベートなことも含めて、お互いを「比較しないこと」がポイントです。

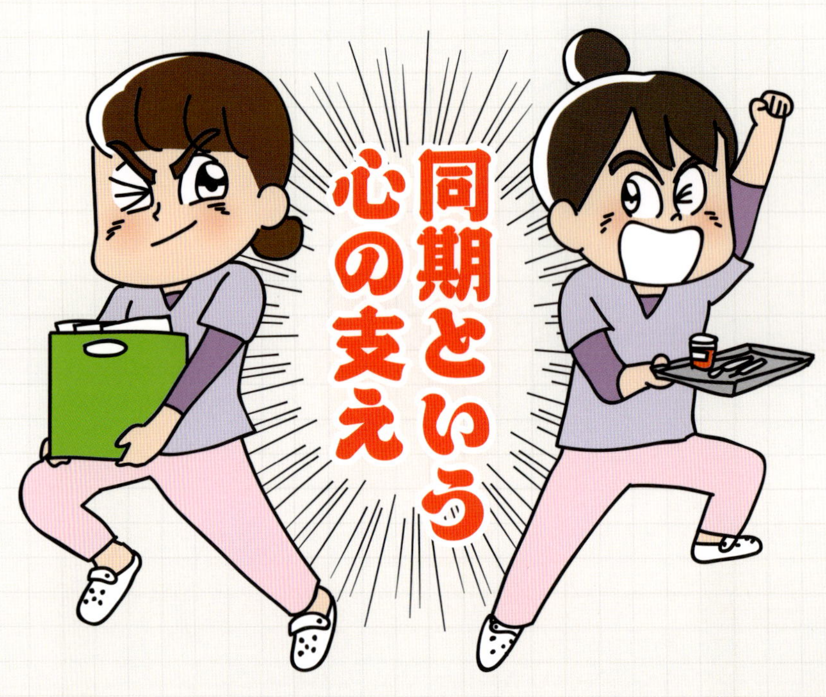

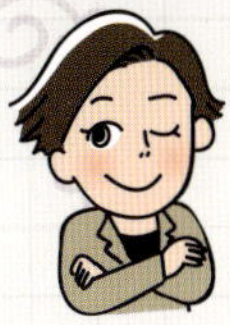

人にはいろいろな役割があります

「優しくて、丁寧で、親切な歯科衛生士」といったように、それぞれの役割に「期待されている姿」があります。自分の役割と、期待されている姿をいくつか書いてみましょう。

「女優魂」は自分を守ることもあります

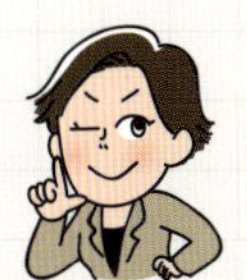

自分を大切にするためにも、素の自分と期待されている役割をこなす自分の姿を切り離して考えましょう。仕事中の気持ちスイッチは「女優スイッチ」。切り替える方法をいくつか考えてみましょう。

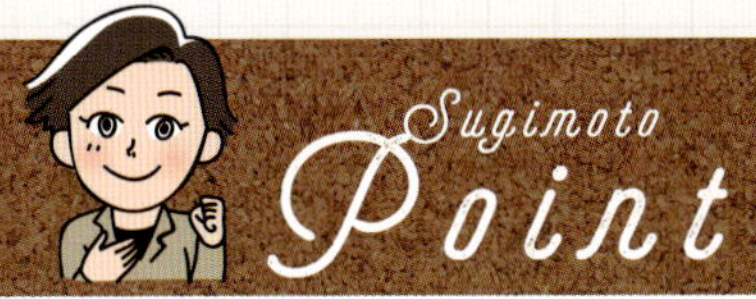

職場で自分のプライベートのことをどこまで話していますか？　何でも話す人もいれば、話したくない人もいるでしょう。自分が話すタイプだからといって、相手にも同じことを求めるのはちょっと違いますし、プライベートなことを話さないと仲よくなれないわけでもありません。人それぞれスタンスが違うことを知っておきましょう。

5
Let's Be Conscious

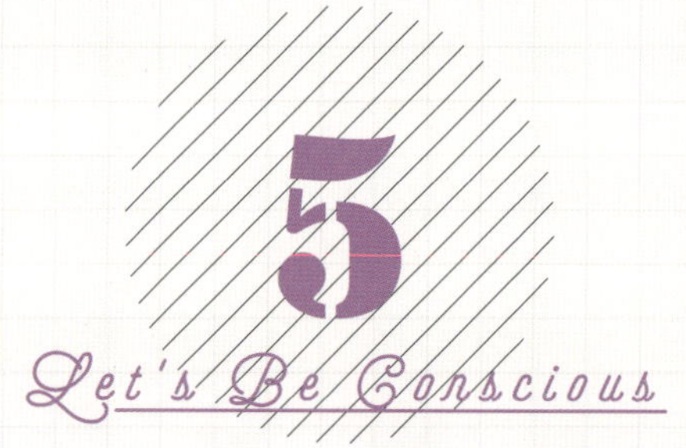

後輩との意思疎通

観察・成長・自分にできること

真面目で素直で、カンがよくて積極的でかわいくて……。
そんな後輩がいたらなぁ。ああ、わかります、その気持ち。
でも、夢を見ても何も変わりませんから、
いま目の前にいる後輩をよく観察することから始めましょう。
たとえどんな関係でも、責任はフィフティ・フィフティ。
よく観察すれば、まず自分が先輩として
やるべき行動、とるべき態度が見えてきますよ。

理想の後輩
アメいりますか?
まじめ
いつもニコニコ
その正体は
がが、ピ〜
アメ、イリマスカ?
ロボットであった
オーバーテクノロジーだわ…

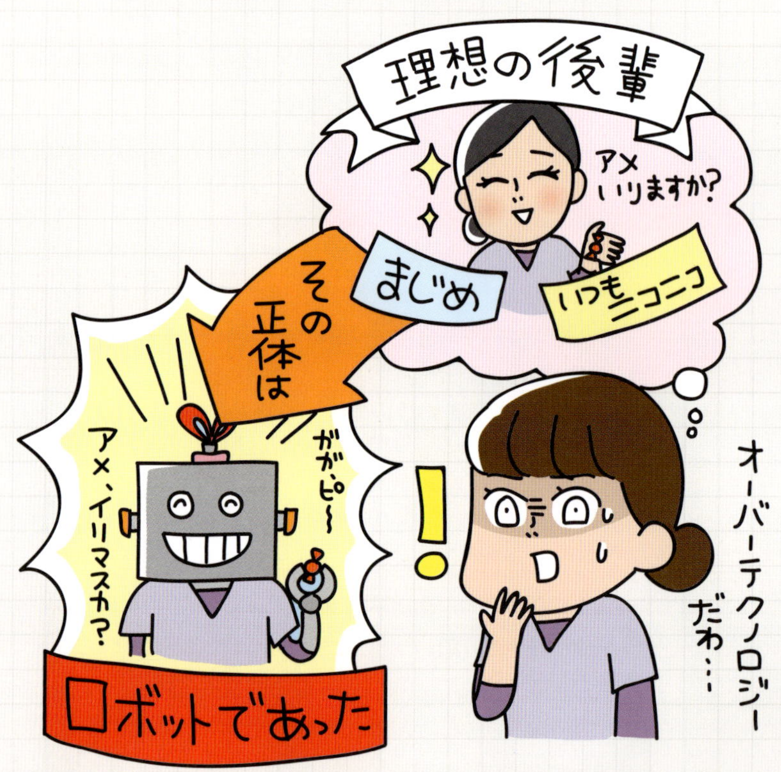

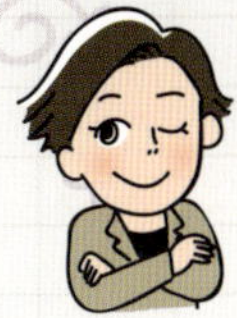

後輩がいる人は振り返ってみましょう

後輩はどんな人ですか？　自分が知っていることを書いてみましょう。書けたら、周囲の人とも答え合わせをしてみましょう。

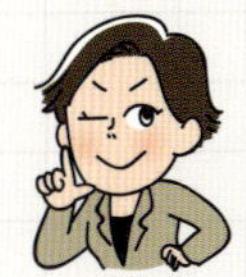

後輩のためにできることを考えてみましょう

後輩がいまより一歩前に進むために、自分にできることを考えて書いてみましょう。

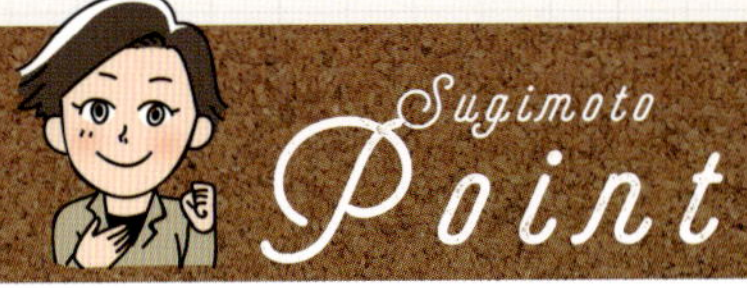

「自分が一番下っ端で、後輩はいません〜」という人も多いかもしれません。「一番下」というのはラクな立場でもあります。いまのうちに、未来の後輩を迎える準備をしておきましょう。自分の苦手なことを復習しておいたり、マニュアルを整備しておいたりなど、時間があるうちにしっかりやっておくと、後輩ができてから慌てずに済みます。

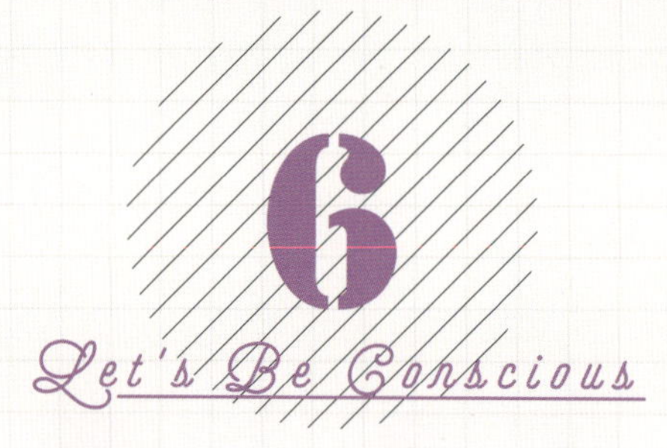

声に出す

声の大きさ・トーン・話し方

たとえば、何かを持って来るように指示され、
持って来て手渡す、という毎日当たり前のようにしている行為でも、
そのときに「お願いします」、「ありがとうございます」
という言葉があれば、気持ちがよいものです。
もし、いまの自分の仕事場でこのような言葉を誰も使っていなければ、
自分から声に出すようにしてみましょう。

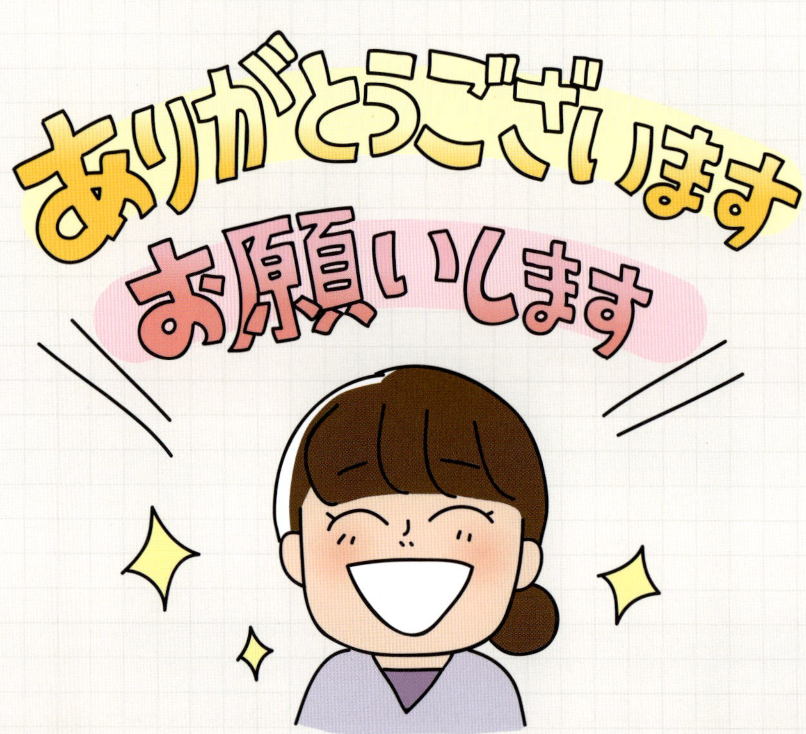

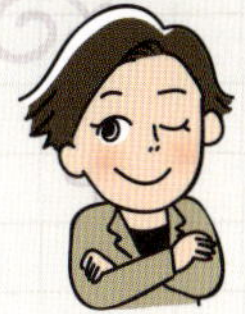

自分の声の出し方を確認しましょう

自分がどのように声を出しているか、書き出してみましょう。それらが周囲にきちんと届いているか、聞いてみてください。

いまより一歩前に進むために、どこをどう変えればよいか考えてみましょう

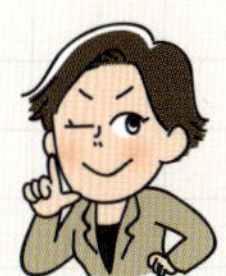

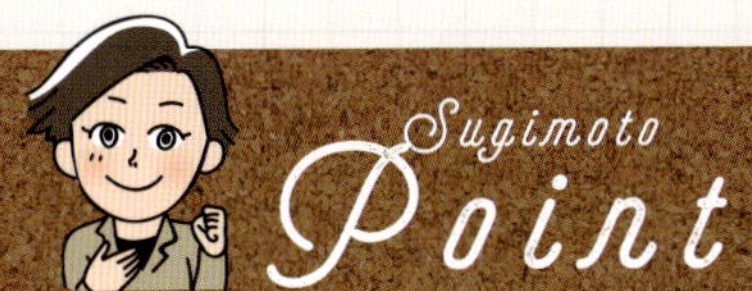

たとえ同じ言葉でも、声の大きさやトーン、話し方で、相手に与える印象はずいぶん変わってくるものです。まずは、仕事中の「話し方」を意識することから始めましょう。シーンによって話し方を変えていくのは、お仕事トークの基本となります。また、自分の体調や気分の変化で話し方が左右されないように、気をつけましょう。

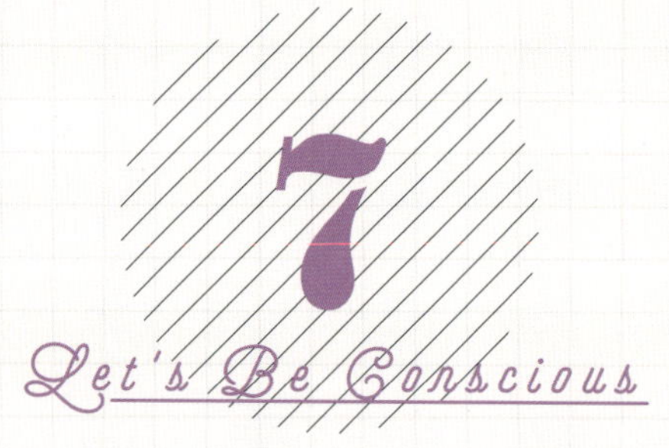

チームということ

自分の役割・相手を理解する・情報交換

歯科医院は「チーム医療」を実践する場です。
さまざまな職種の人がそれぞれの立場で、
しっかりと自分の役割を果たすことが大切です。
もう一つ大切なのは、お互いの仕事のたいへんさを
何となくでもよいから知っておくこと。
自分だけがたいへん、あの人はラクをしている……と感じるのは、
相手の仕事への理解が足りないだけかもしれません。

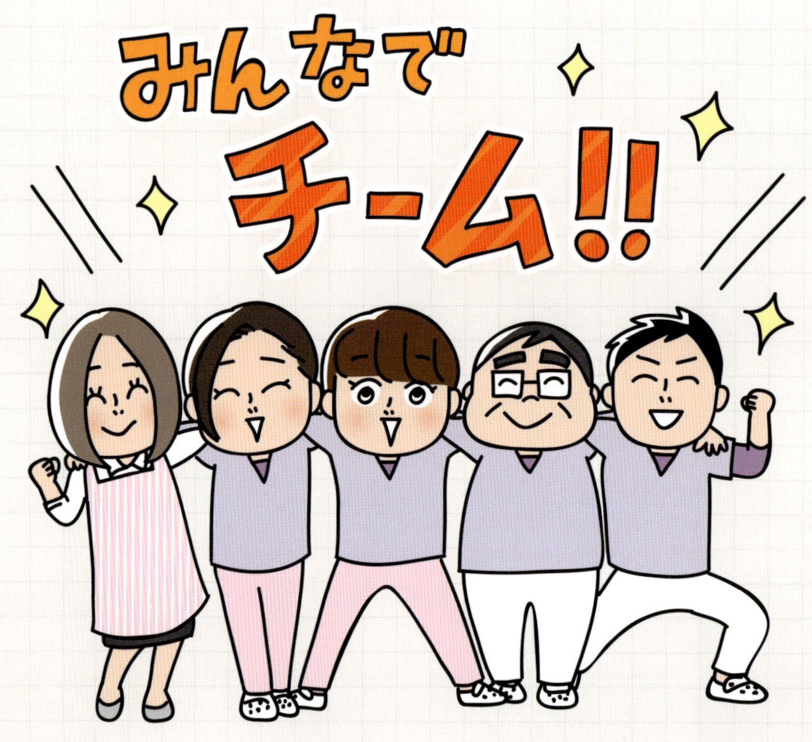

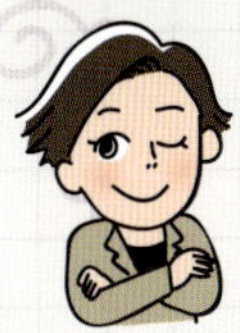

他の職種の仕事内容を知りましょう

◉歯科医師

◉歯科衛生士（先輩・後輩）

◉歯科助手

◉受付事務

◉歯科技工士

他の人の仕事はどんなところがたいへんなのでしょう

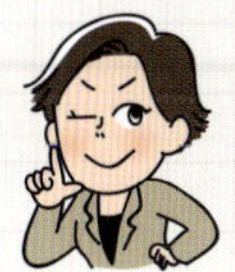

仕事をしていくうえで、「たいへんなこと」や「気をつけていること」をいろいろな職種の人に聞いて書き出しましょう。相手の仕事への理解を深めると、よりよい歯科医療をチームで行えます。

同じ出来事を体験しても、同じ患者さんを診ていても、立場や人によって思うことや感じることはそれぞれ違います。違うからこそ、チームで仕事をする意味があるのです。多角的に物事を見ることは、仕事をスムーズに進めていくうえで重要です。日ごろのこまめな情報交換は、お互いの立場や視点の違いを理解するうえでも大切であるといえます。

8
Let's Be Conscious

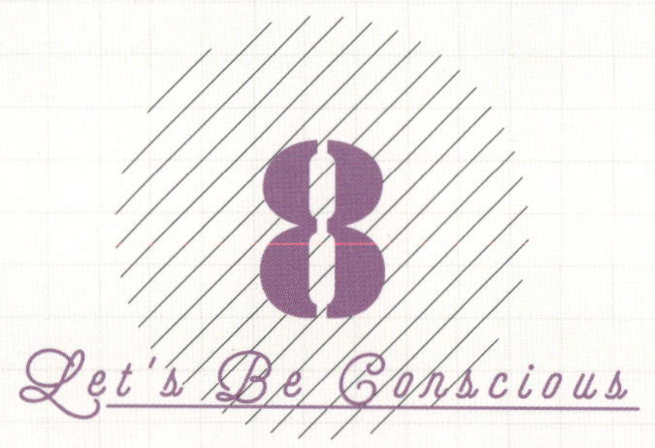

患者さんとの関係

ラインを引く・院長に報告・対応の決まり

メインテナンスで患者さんと長いおつき合いを目指すのが歯科衛生士の仕事。
けれど、患者さんは患者さんです。
仲よくなっても、一定のラインを引いておくことはとても大切です。
もし患者さんから何かプライベートなアプローチがあったら、
必ず院長に報告して指示を仰いでください。
黙って自分で何とかしようとしてはいけません。

何をしてるの？
あらぁ…
それは
それは…
私の遺産
をね…
フラー

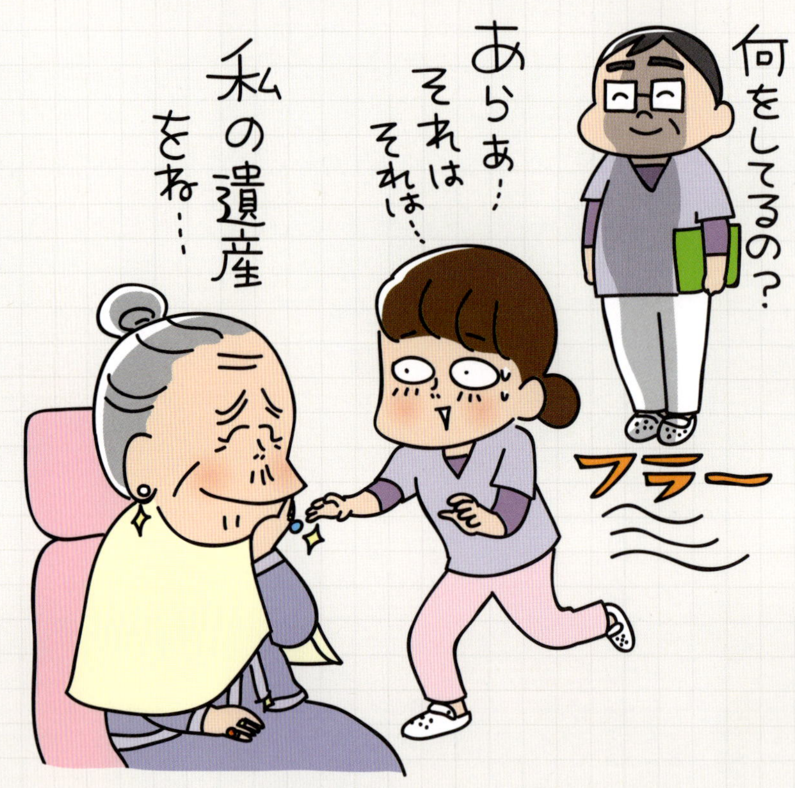

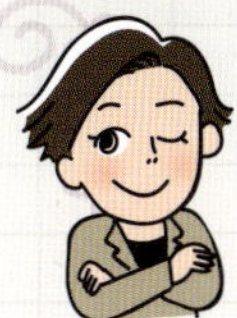

いままで患者さんから何か個人的にアプローチされたことはありますか？

どんなことがあり、どのように対応したのかを書き出してください。なければ、周囲の人に聞いてみましょう。

◉どんなことがありましたか？

◉どのように対応しましたか？

院外で患者さんとバッタリ！　さて、どうしますか？

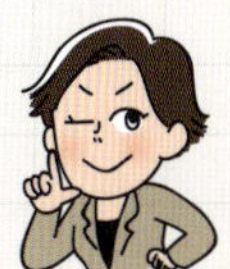

院外で患者さんと偶然会ったときにどう対応するか、決まりはありますか？　周囲の人に確認してみましょう。

◉どのように対応しますか？

◉医院の決まりはありますか？

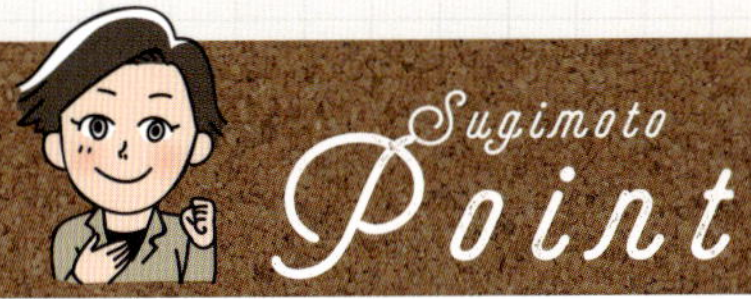

Sugimoto Point

院外で患者さんに気づいてもらえない人は、顔を覚えてもらえていないのかもしれません。私たちが思っている以上にユニフォームの印象は強いものです。仕事中は髪型が違う人もいますし、マスクもしています。顔を覚えてもらうためにも、患者さんと施術中以外でお話をする際は、「マスクを外して顔を合わせて」を意識しましょう。

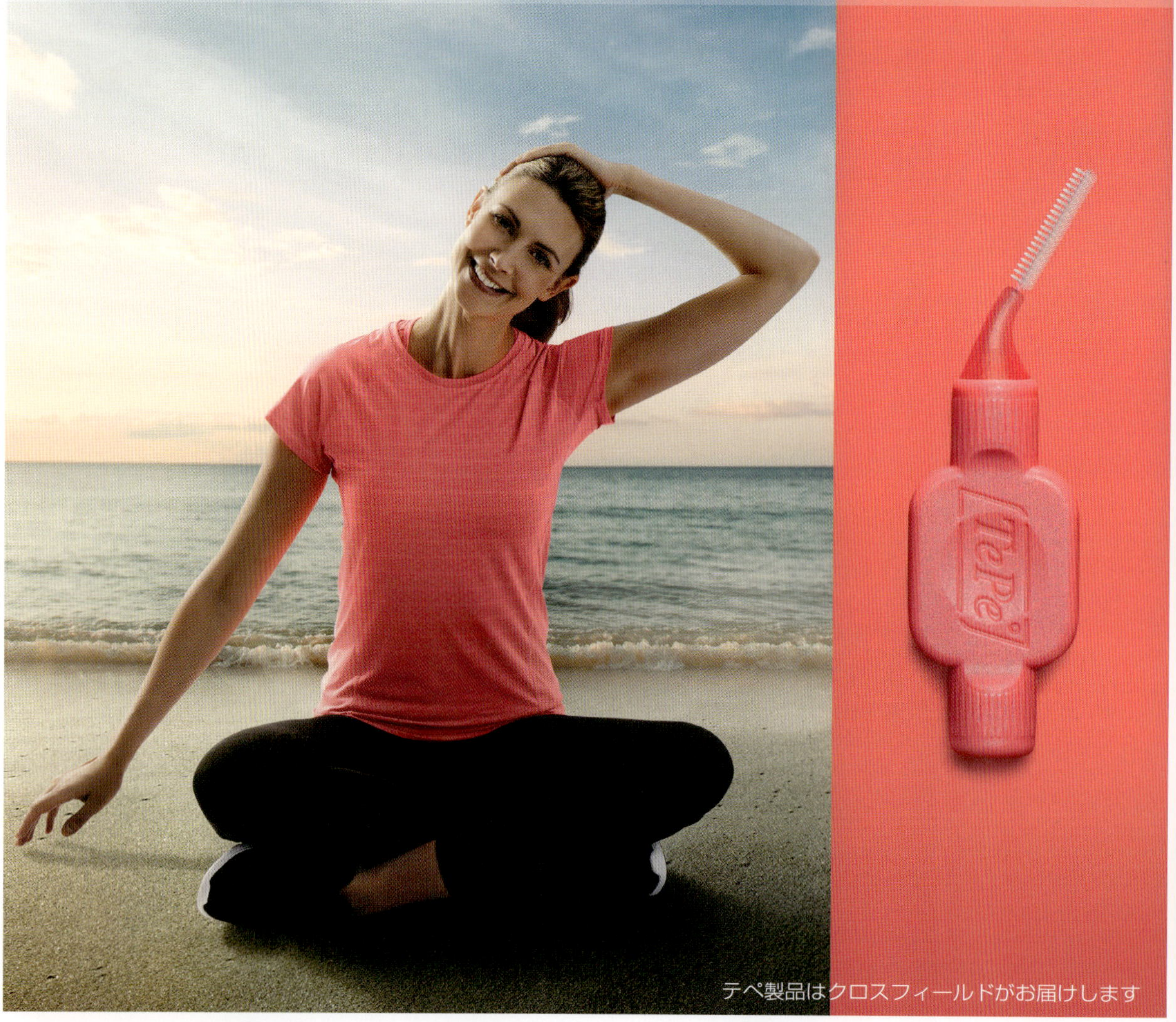

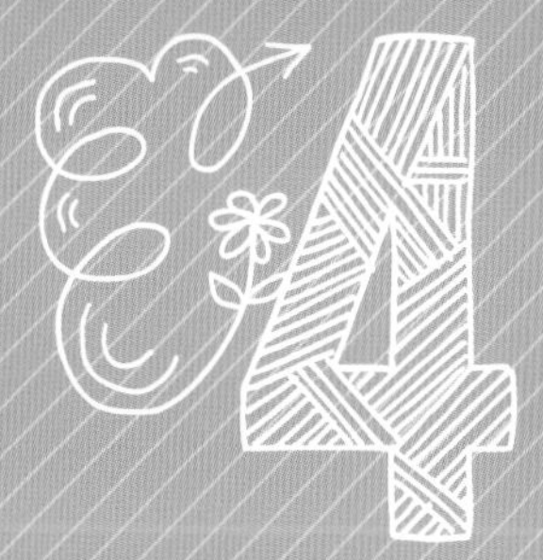

第4章 ステップアップポイント

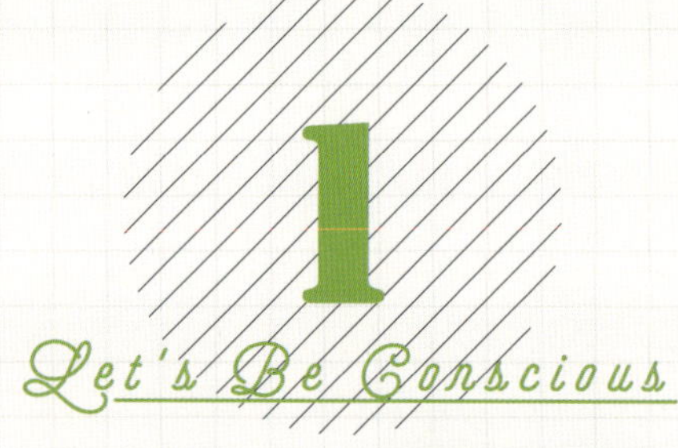

ミーティング・朝礼・食事会

会の目的を知る

あなたの歯科医院ではミーティングや朝礼はありますか？
定期的な食事会はどうでしょうか？
それぞれの歯科医院で、それぞれが目指しているあるべき姿があるはずです。
ミーティングや朝礼はもちろん、食事会も
「目指す歯科医院を作るため」という目的があって
行われていることを覚えておきましょう。

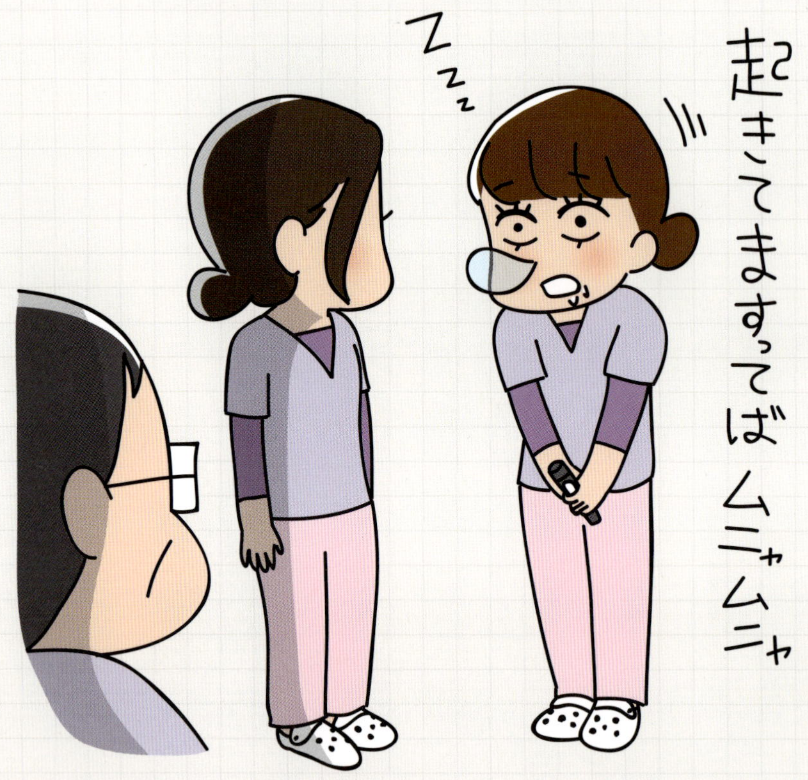

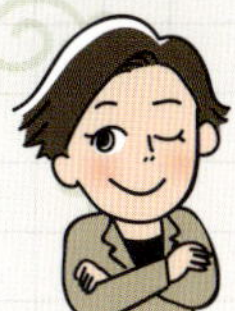

あなたの歯科医院で定期的に行われていることはありますか？

ある場合は書き出して、それぞれの目的も考えてみましょう。ない場合は、どんなことを、どんな目的で行うとよいかを書いてみてください。

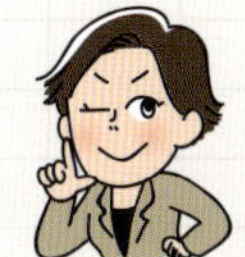

何か1つ会をはじめるとしたら、どんなことがよいですか？

新しくはじめる会で何をしたいかも合わせて考えてみましょう。

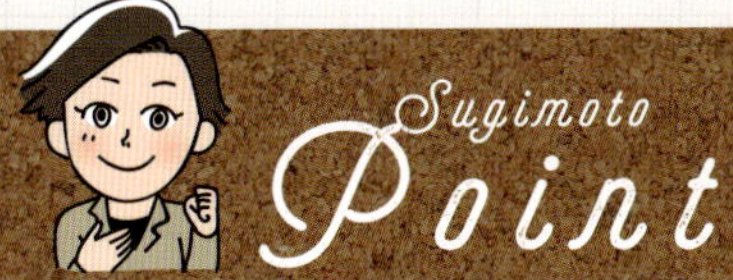

スタッフの勤務形態が全員正社員で、終業まで毎日同じメンバーという歯科医院もあるでしょう。一方で、全員正社員でも早番と遅番があったり、パートや非常勤の先生が複数いるなど、さまざまなパターンがあります。全員が顔を揃える機会がなかなかない歯科医院は、とくに年に数回でも顔を合わせる機会を作りたいものです。

Column

飲み会はタダ酒を飲む場所ではない

あなたの歯科医院で、懇親会や歓迎会、忘年会や新年会などはありますか？　最近は、定期的に食事会を設ける歯科医院が増えてきたように思います。

楽しみにしている人もそうでない人も、食事やお酒を楽しむだけではなく、「院内のメンバーで食事に行く意味・目的」について考えてみましょう。仕事以外の時間で食事へ行くことに、あまり乗り気ではない人もいるかもしれません。強制ではありませんし、もちろん仕事ではありません。ですが、歯科医院は比較的コンパクトな人数で仕事をしている場所ですし、せっかくの場をできるだけ有効に活用できるよう、「みんなで食事に行く目的」にフォーカスし、美味しく楽しく参加することをお勧めします。

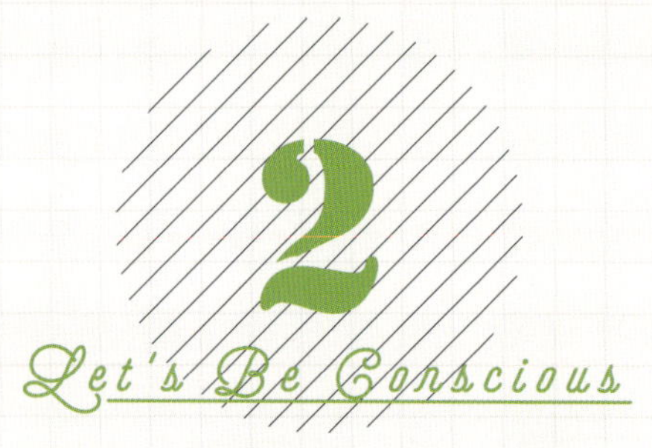

レポート

時間に余裕のある計画・意味・目的

ひと口にレポートといっても、読書レポートや研修会参加レポート、
月報、週報など、いろいろあります。
締め切り間際になって慌てて書くのはよくありません。
レポートは、「出せばそれでよい」というものではないからです。
どう書けばよいのかわからない場合は、周囲に助けを求めながら
少しずつ時間をかけて進めていきましょう。

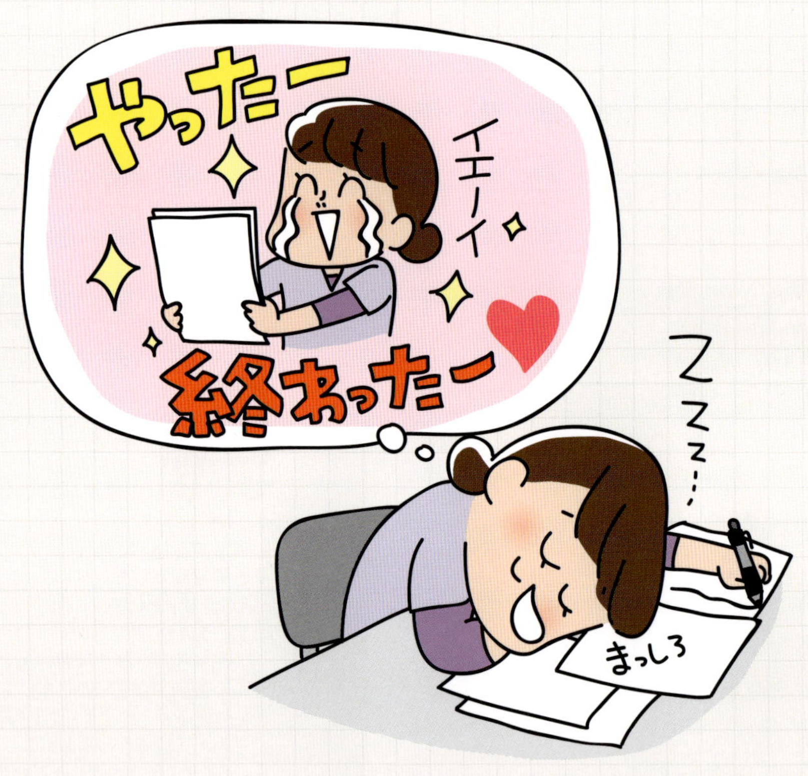

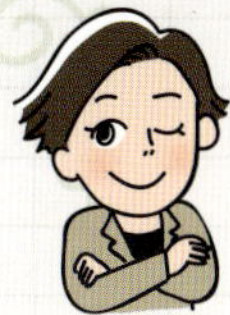

どうしてレポートを書かなければならないのでしょうか？

レポートを「書く意味・目的」について、自分なりに考えて書いてみましょう。

レポートを書いてみましょう

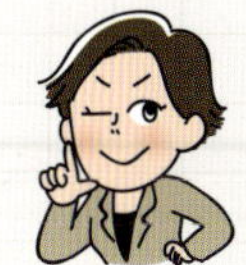

読書や参加した研修会などについて、書いてみてください。

☞ P.120の「付録2：レポートのひな型」を使って、レポートを書いてみましょう。

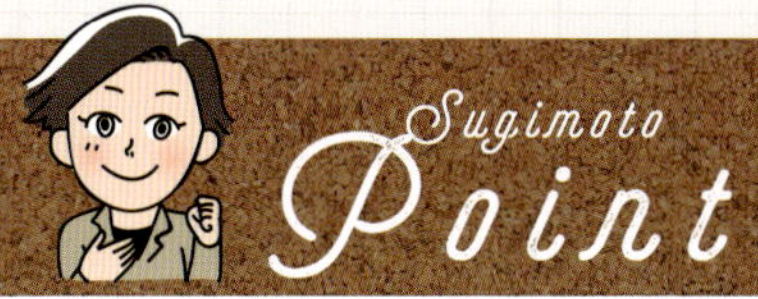

レポートを書き上げるのに必要な時間を逆算して考え、計画を立てましょう。予定していたよりも、意外と時間がかかるものです。また、書き出す前の準備に時間がかかるタイプの人や、準備はそうでもないけれど、書く作業に時間がかかってしまうタイプの人もいます。自身のタイプを知ってレポートに取り組めるようになると、ずいぶんラクになりますよ。

3
Let's Be Conscious

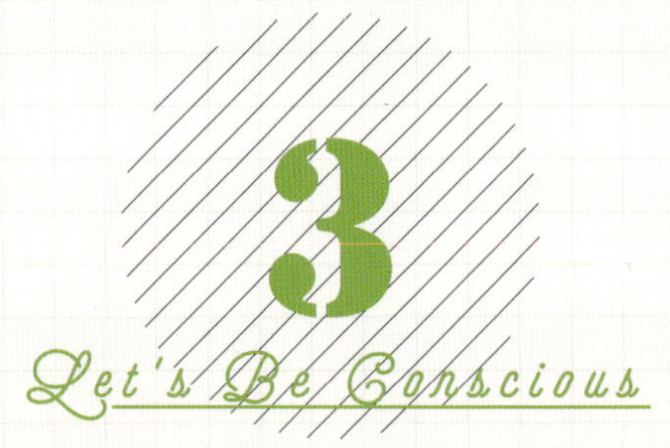

目標を立てる

小さい目標・振り返り・軌道修正

5年先、10年先の目標といわれても、なかなか難しいですよね。
まずは、「1年後はこうなりたい」と具体的に考えるところから始めましょう。
1年後が決まったら、そのために半年後はどうなっていればよいのか、
3ヵ月後は……とさかのぼって、毎月の小さな目標を設定します。
毎月末、3ヵ月後、半年後の振り返りと細かい修正も大切です。

私の戦いは
まだ終わらない!!
ウオオオ

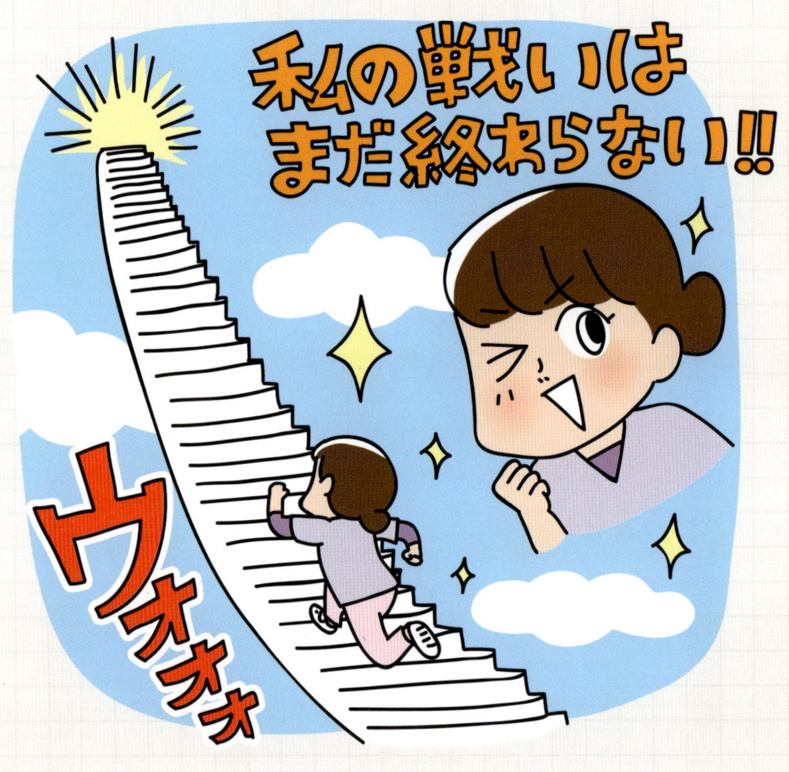

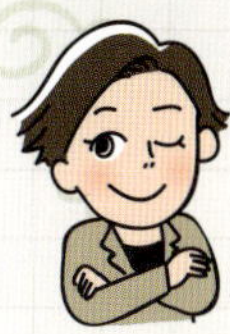

1年後の目標を立ててみましょう

（例）口腔内写真	1人で規格性のある12枚法を3分以内に撮れるようになる

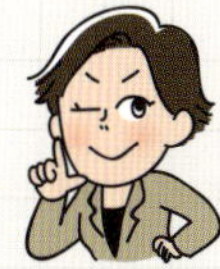

そこから細かくさかのぼってみましょう

	半年後	3ヵ月後	1ヵ月後	練習方法
（例）口腔内写真				

☞P.122の「付録3：自主練目標と振り返りシート」と、P.124「付録4：目標カレンダー」を使って、それぞれ目標を設定しましょう。

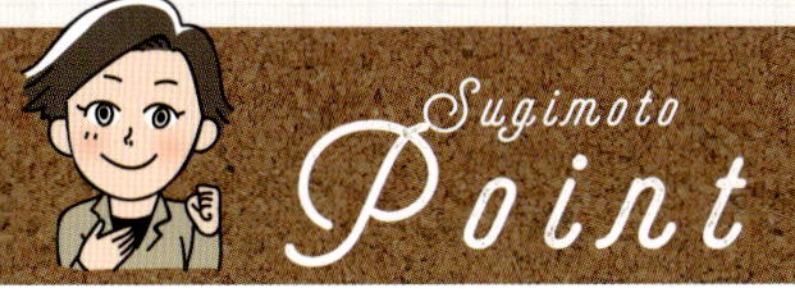

自分で「ちょうどよい」目標を立てるのは、意外と難しいものです。高すぎる目標にしてしまって、できない自分に落ち込んだり、振り回されたりするようでは、意味がありません。
目標は、着実に一歩ずつ進むために立てるものですから、細かく軌道修正していくステップが必要です。周囲に相談しながら、進めていきましょう。

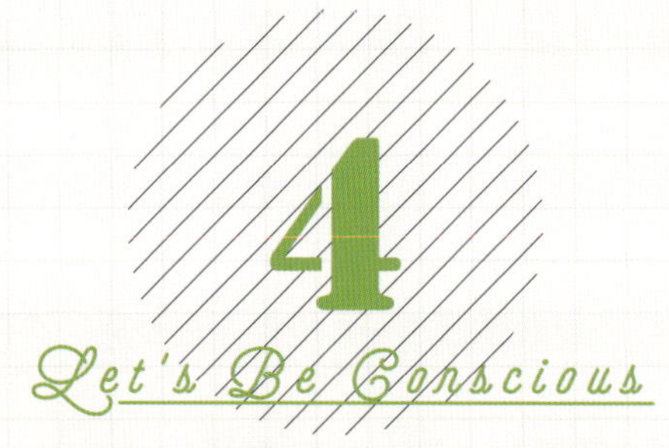

勉強方法

読書・学会参加・アウトプット

私たち歯科衛生士は医療専門職です。
医療は日々発展していますから、勉強を続けることが必要です。
まずは、「いまの自分に必要なこと」から始めていきます。
先輩や院長に書籍を紹介してもらい、読んでみましょう。
専門雑誌もお勧めです。さまざまな学会や研修会、講習会もありますから、
周囲に相談して、ぜひ参加してみてください。

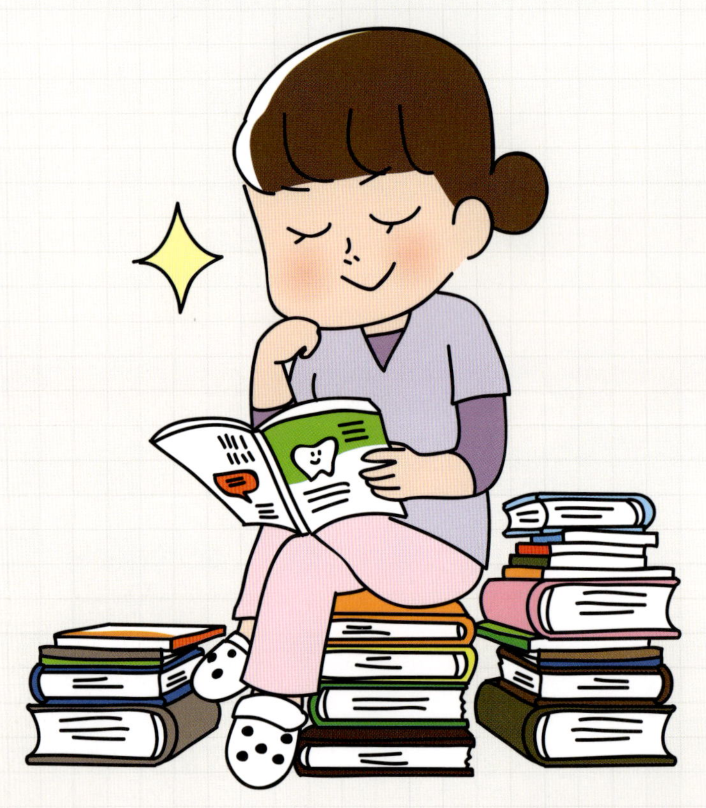

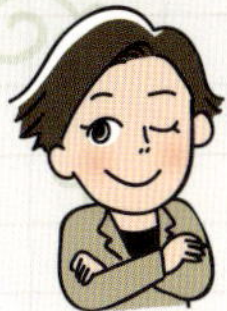

あなたのいまの勉強方法を書いておきましょう

専門書や専門雑誌を読んだらどうしているか、学会や研修会、講習会に参加したらどうしているかなど、細かく書いてみてください。

いまより一歩前に進むために、どのような勉強方法が考えられますか？

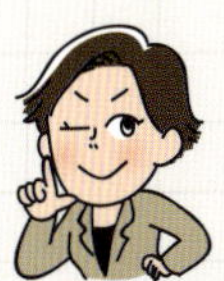

できるだけ具体的に書いてみましょう。自分でよくわからなければ、周囲に相談してみてください。

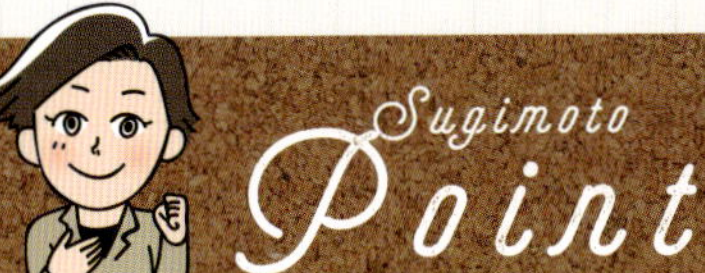

学生時代、お世話になった教本。わからないことがあれば、教本で調べる人は多いと思います。働き始めてからの勉強は、座学と臨床を繋げるかけ橋のような役割があります。教本だけではなく、新しい知識も取り入れながら、実際の臨床現場でそれをどう使うか、つまりどうアウトプットするかを意識して、勉強を進めていきましょう。

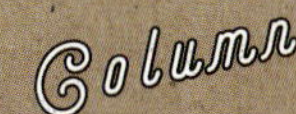

全身のことを知ろう

人間の全身について、あなたはどれくらい知っていますか？　学生時代の授業や国家試験前の勉強以来、ご無沙汰でしょうか？

当たり前のことですが、口腔は身体の一部です。歯科がかかわる領域は、今後ますます拡大していくでしょう。子どもの健やかな成長をサポートするうえで歯科が担う役割は重要ですし、有病者や高齢者などの治療を進めていくなかで、口腔内だけではなく、全身に関する理解を深めておく必要が大きくなってきているのです。

まずは自分や家族、あるいは担当している患者さんのことなど、必要かつ興味のあるところから勉強していきましょう。また、多職種連携を進めていくには共通言語の理解が必須ですから、そのためにも全身の勉強は必要不可欠です。看護学生向けの雑誌や参考書がお勧めですよ。

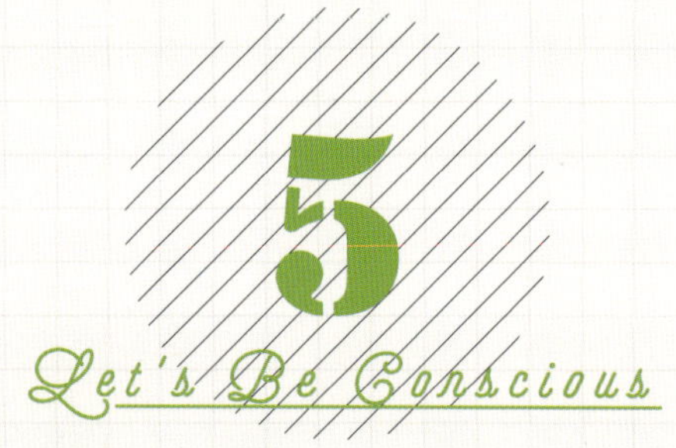

定期購読誌の活用

院内で共有・流れをつかむ

あなたの歯科医院では、歯科衛生士向けの専門誌を
定期購読していますか？
していなければ院長にお願いして、
１誌だけでも定期購読してもらいましょう。
専門誌はパラパラめくるだけではなく、レポートを作成したり、
ミーティングの議題にしたりするなど、院内で有効活用してください。
読んでわからないことは、自分で調べるクセもつけましょう。

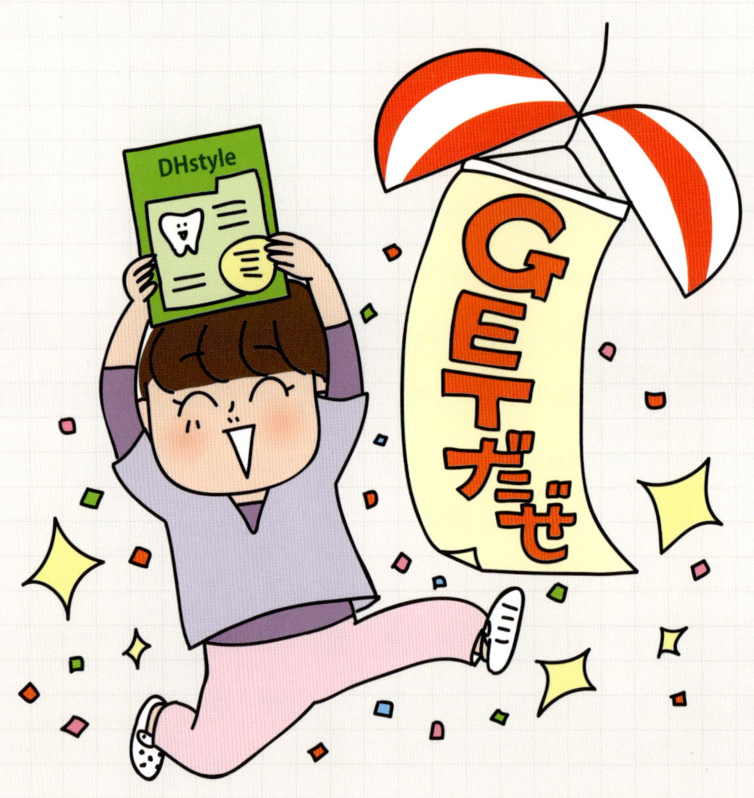

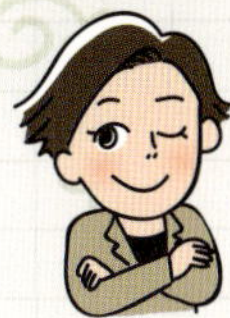

あなたの歯科医院で定期購読している雑誌はありますか?

他にどんな雑誌があって、どんな特徴があるのかを調べてみましょう。

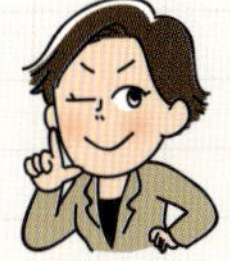

今月号を読んで興味のある記事を一つ選びましょう

選んだ記事について、院内で共有してみましょう。

- どの記事に興味をもちましたか?
- どんなふうに共有しますか?

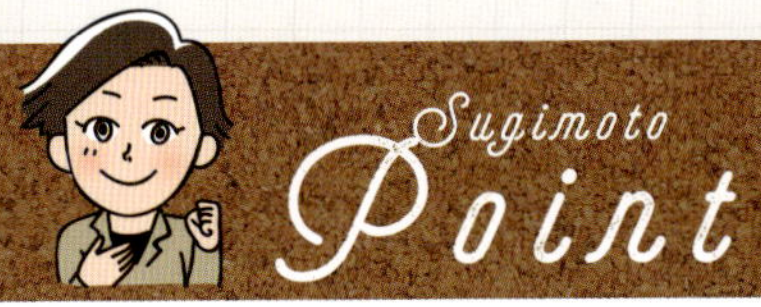

歯科衛生士向けの専門誌だけではなく、歯科医師向けの専門誌や一般向けの冊子などにも注目してみてください。歯科医師向けは難しく感じると思いますが、毎月全体をパラパラと見るだけでも「いまの流れ」をつかむことができます。世のなかの流れを摑む媒体として、雑誌をたくさん読むことはとても有効だと考えています。

6
Let's Be Conscious

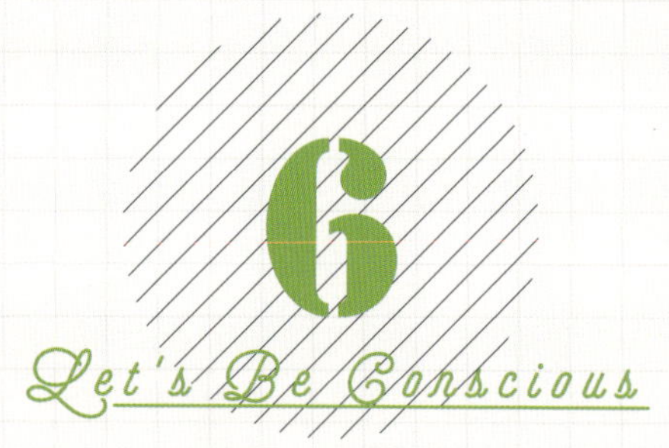

デンタルショー

開催時期の確認・下調べ

全国で定期的に開催されている「デンタルショー」。
規模は地域限定のコンパクトなものから、
全国から関係者が集まるような大きなものまでさまざまあり、
毎年だいたい同じ時期（たいていは週末）に開催されます。
自院に出入りしているディーラーさんに、
「デンタルショーがいつ行われるかわかったら早めに教えてください」と
お願いしておきましょう。

※間違ったデンタルショーのイメージ

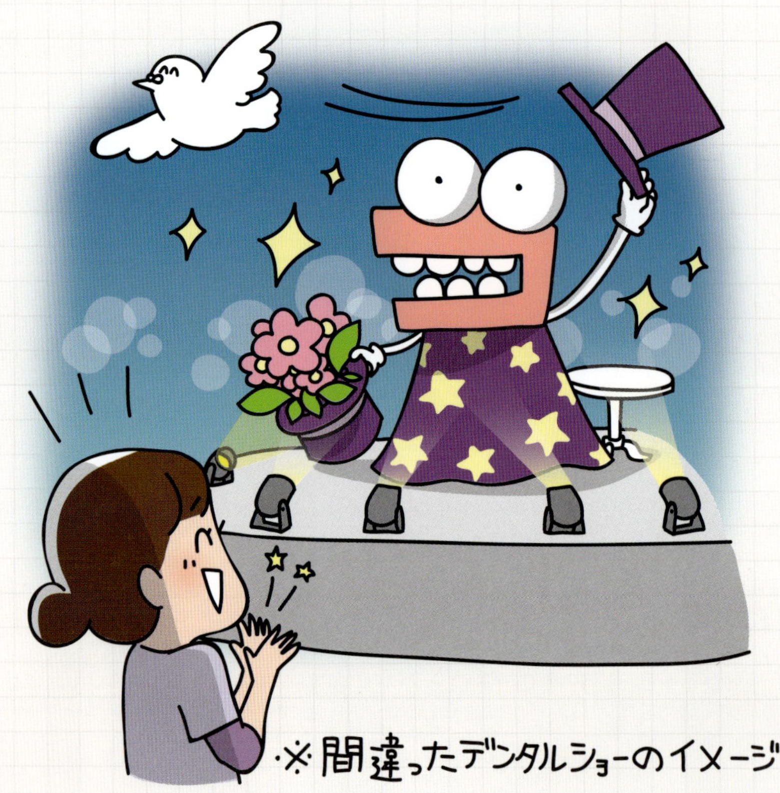

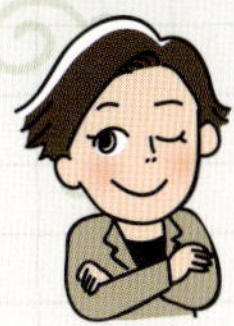

参加できそうなデンタルショーを調べてみましょう

自分たちが行ける範囲で開催されるデンタルショーを調べてみましょう。わからなければ、院長や出入りのディーラーさんに聞いてみてください。

下調べは必ずしておきましょう

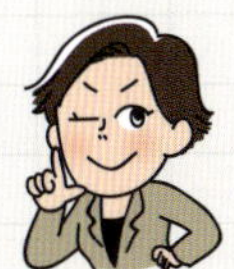

展示以外に、セミナーやテーブルクリニックを企画しているところもあります。事前に下調べをすることで、効率よく回れますよ。また、せっかくなので会場近くのお店もチェックし、美味しいものを食べに行きましょう。

- Webサイトはチェックしましたか?
- 会場までのアクセスは調べましたか?
- 最も見たいものを決めておきましょう。

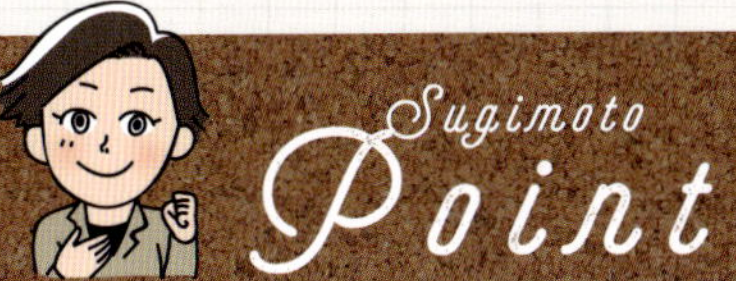

デンタルショーでは、予防グッズやスケーラーなど、自分の仕事に直接関係するものだけに目が向きがちですが、できるだけたくさんのものを見て、触って、説明を受けておきましょう。自分の名刺があれば、出展者の方と積極的に名刺交換もしてください。また、デンタルショーにはたくさんの歯科業界の人たちが集まるため、人間観察にも最適な場所です。1日を通して楽しみ尽くす覚悟で行きましょう。

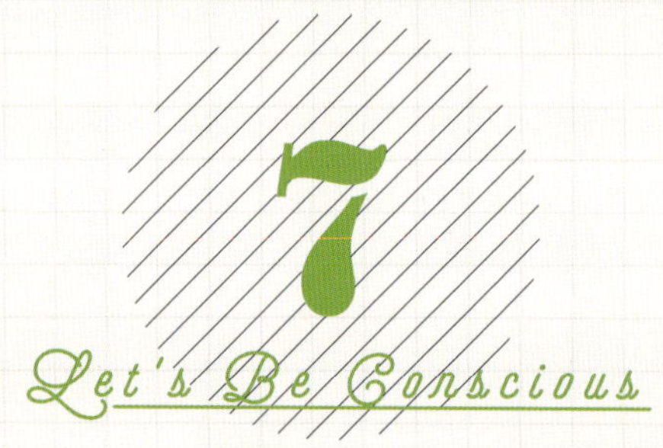

インターネットの活用

広く情報を得る・文献と併用

スマートフォンの普及とともに、
インターネットはさらに私たちの身近な存在となりました。
仕事上の情報を獲得する際も、インターネットを上手に使いましょう。
治療方法など一つの事柄をとっても、さまざまな考え方がありますから、
広く情報を得ることは大切です。
インターネットだけではなく、文献で調べ直したり、
院長に「自院の考え方」を再確認することも大切です。

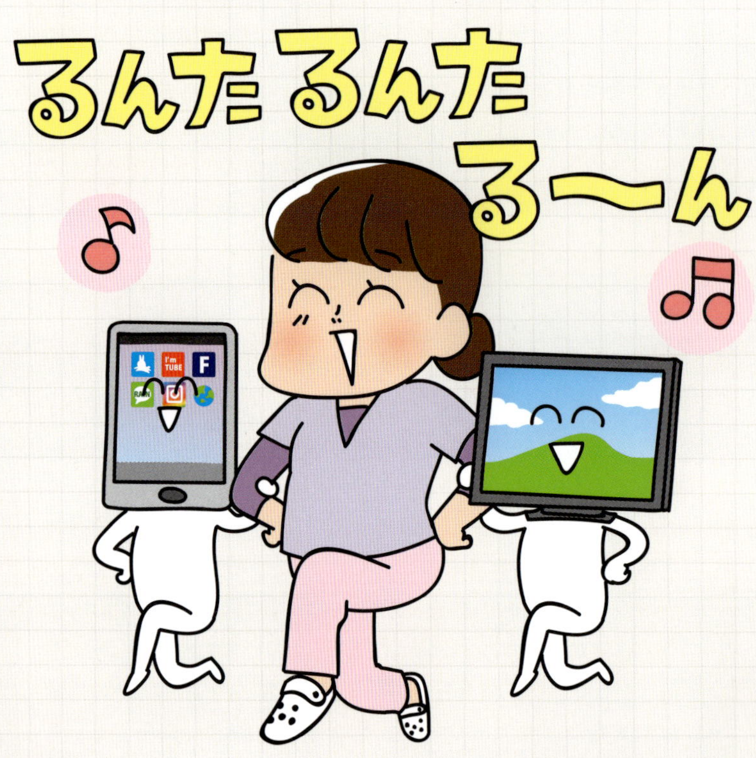

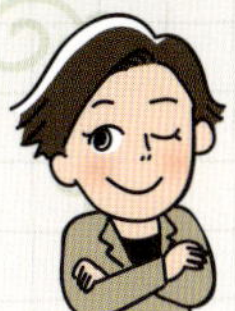

スマートフォンで仕事の調べものをしたことはありますか?

厚生労働省のホームページを見て、あなたが住んでいる地域行政の歯科分野について調べてみましょう。

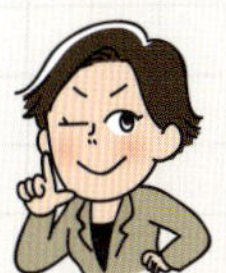

自院や院長の名前を検索してみましょう

何がわかりましたか? 意外に思ったことなどがあれば、書いておきましょう。

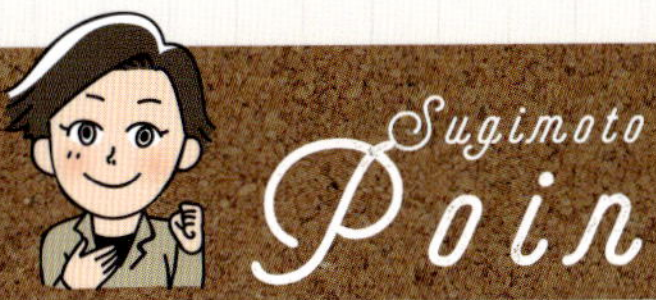

仕事上だけでなく、日常生活のなかでわからない言葉が出てきたり、知らないことがあったときも、すぐにインターネットで検索してみましょう。スマートフォンは、フットワークのよさが活きるツールといえます。街中で見かけた「何だろう?」をすぐ調べるようにすると、少しずつ世界が広がっていくのがわかると思いますよ。

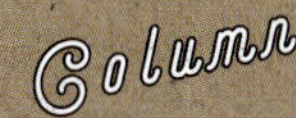

検索あれこれ

マイパソコンは持っていますか? 持っていない人でも、スマートフォンならほとんどの人が持っているのではないでしょうか? こだわりのガラケー派?……そんな人はぜひマイパソコンを手に入れてくださいね。

何かを調べるという行為のハードルは、インターネット検索によってずいぶん低くなりました。たいていのことは検索すればわかるようになり、論文もネット上で閲覧できるものが増えています。パソコンを持っていなくても、ほとんどのことはスマートフォンでできます。歯科関連の記事をできるだけたくさん読み、それをさかのぼる(元ネタを探したり書いた人を調べたりする)ことは、自分自身の知識を広げてくれます。また、書いてあることをうのみにせず、反対意見なども探してみましょう。

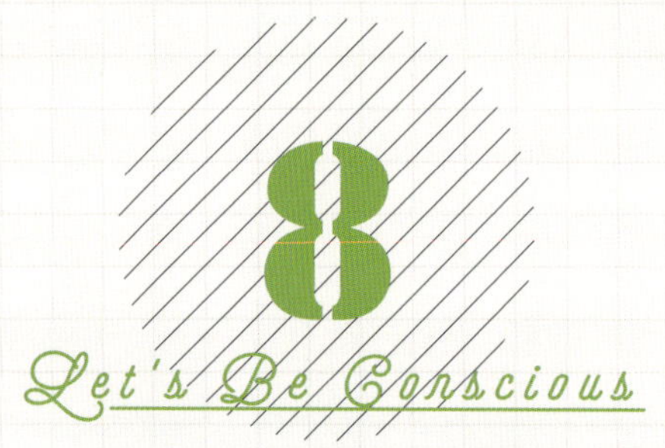

勉強会

情報収集・世界を広げる・懇親会

デンタルショーへのデビューが済んだら、
今度は勉強会（スタディグループ）に参加してみませんか？
ハードルが高いと思うかもしれませんが、探せばいろいろとあるはずです。
何に参加すればよいのかわからないときは、
院長や先輩に相談してみましょう。
ディーラーさんからも、いろいろな情報をもらえますよ。

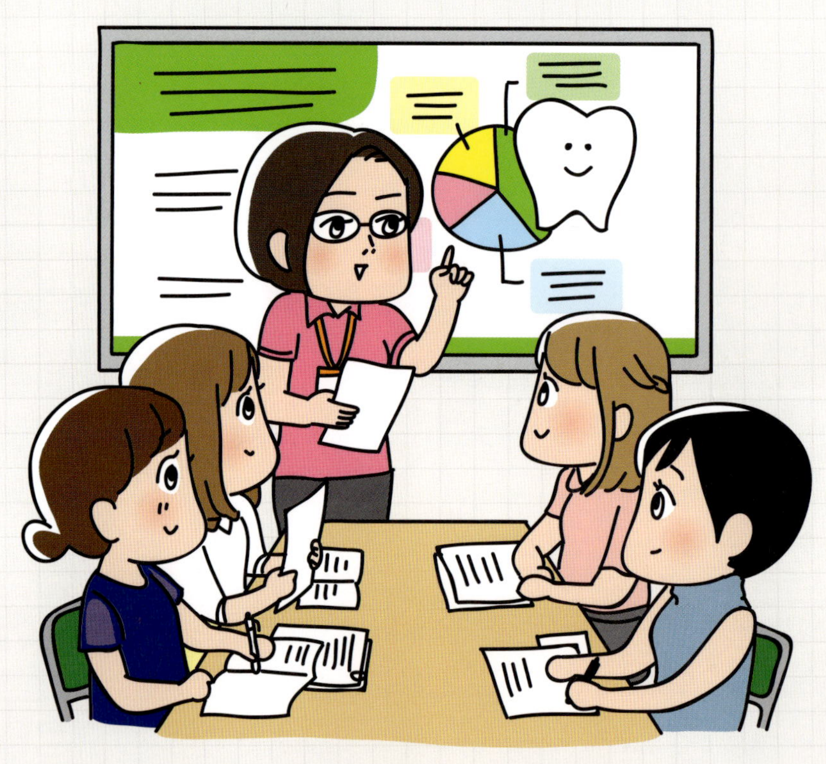

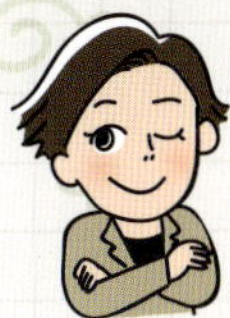

院長や先輩が所属している勉強会はありますか?

どんな勉強会か、聞いてみましょう。

参加してみたい勉強会を書き出してみましょう

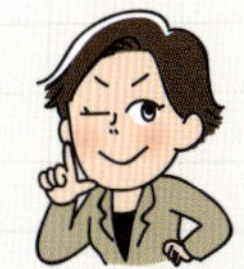

友人や知人、Facebookなどのソーシャルネットワークサービスからも、情報が得られます。

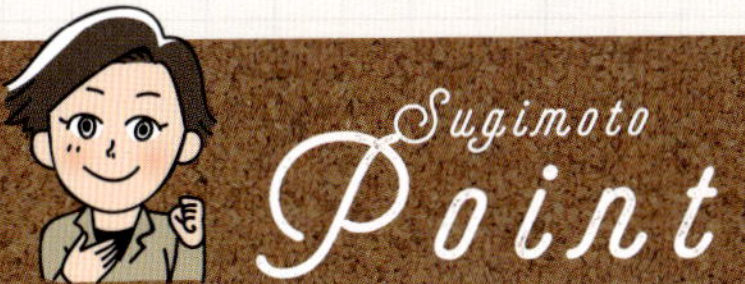

知らない人ばかりのところに出かけるのは、最初は誰でも勇気がいるものです。「自分はついていけるのかしら?」、「話している内容がぜんぜんわからなかったらどうしよう?」などと心配は尽きないと思いますが、正直、勇気を出した者勝ち！　というしかありません。自分の世界を広げるのは自分。勉強会後の懇親会にも、ぜひ参加してみてくださいね。

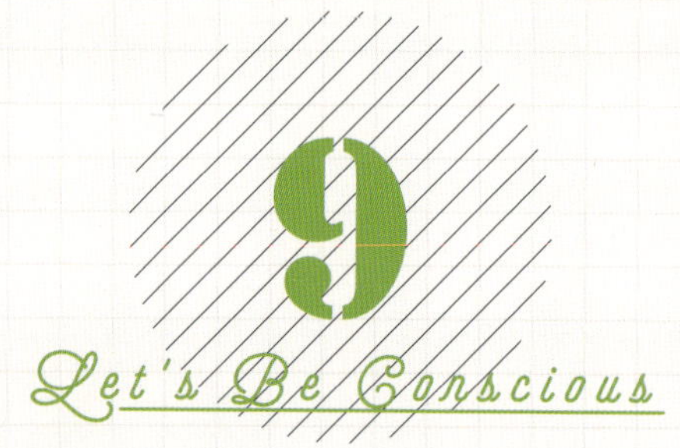

知識を得る⇒シェアする

インプット・アウトプット

専門誌で知ったこと、デンタルショーや勉強会で学んだこと、
テレビで見かけた歯科の話、自分で調べたこと……。
得た知識は、必ず院内でシェアする流れを作りましょう。
いろいろ知ることは楽しいですが、それだけではもったいない。
インプットとアウトプットをセットにすることで、
あなた自身の学習効果が高まります。

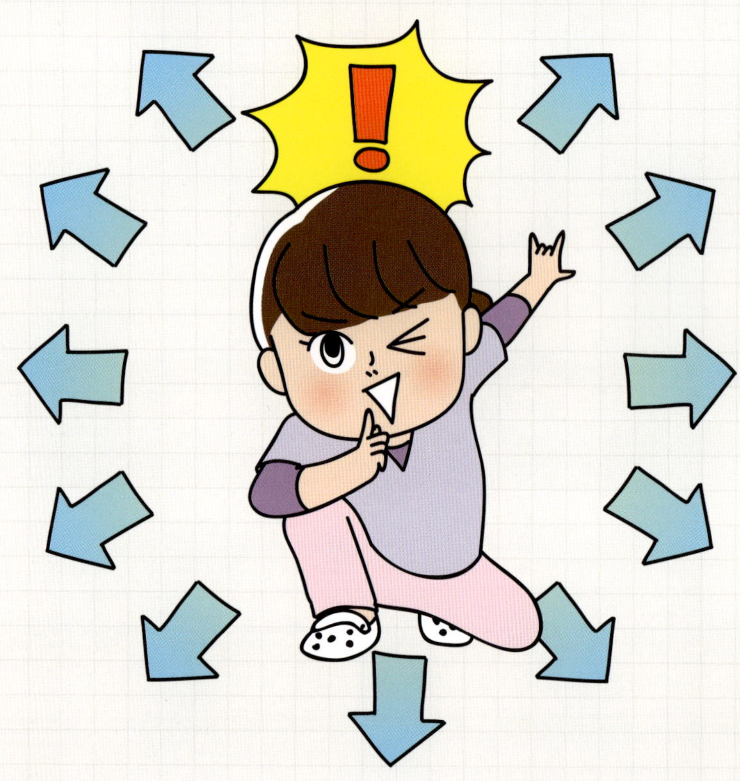

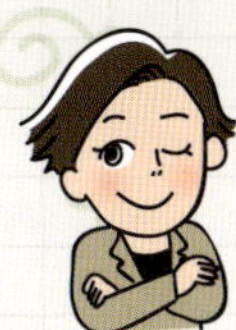

歯科の情報はいろいろなところから発信されています

試しにインターネットで気になる言葉を検索してみましょう。

（　　　　　　　　）×（　　　　　　　　）で検索してみたら……

◉ わかったこと

◉ 知らなかったこと

◉ さらに調べてわかったこと（　　　　　　　　で調べた）

歯科の記事を調べて、アウトプットしよう

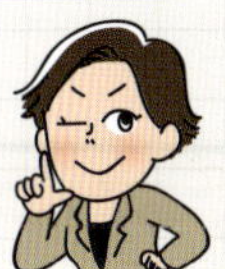

テレビや雑誌などで歯科の記事を見かけたら、調べて掲示物にしたり、ミーティングで発表したりとアウトプットしてみましょう。

◉ 何について調べますか？

◉ どんなふうにアウトプットしますか？

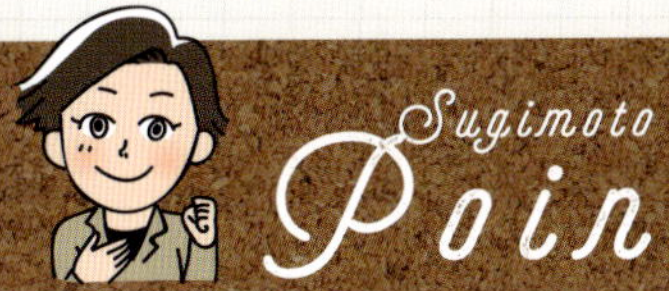

歯科関連の記事は、テレビや雑誌、インターネットなどで毎日たくさん発信されています。一人ですべてを把握することは到底無理な量です。もちろん、なかには「?」と思うようなものもありますが、一般の人の目にも触れるメディアでの情報は、日ごろから意識してチェックしておきましょう。院内で検証し、共有しておくことも大切です。

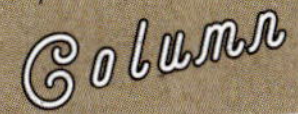

アンテナを張っておこう

テレビのニュースは見ますか？　新聞、ネットニュースはチェックしていますか？　毎日忙しいと、なかなか時間がとれないかもしれませんね。けれど、意識しておかないと、日ごろコンパクトな空間で仕事をしている私たちは、世間の流れからどんどんおいていかれてしまいます。チェアーサイドで患者さんとニュースなどについて話すことはあまりありませんが、世のなかの動きは毎日チェックしておきましょう。自分の頭で考えることはとても大切です。

また、それと同じくらい、他人がどんなことを考えているのかを知るのも大切です。自分の家族や友だちなど、自分の周囲だけしか知らないと、どんどん世界が狭くなっていきます。アンテナを広く張っておきましょう。

H.M's Collection エイチ・エムズコレクション

訪問型研修のご案内

エイチ・エムズコレクションでは、全国の歯科医院にて訪問型の研修を行っています。
創業より20年を越える経験から、多角的な視野であなたの歯科医院をサポートいたします。
歯科衛生士はもちろん、歯科助手や受付など、皆さまでご参加いただけるコースも豊富にご用意しております。

患者応対力向上コース

1. 医療接遇I (座学・トレーニング)

医療の現場で働くプロフェッショナルとして、
患者さんへ満足度の高い医療サービスを提供しましょう。
そ のために必要な、知識・スキル・プラスαをご紹介いたします。
あいさつ・笑顔・美しい言葉づかい・身だしなみetc…
がなぜ必要なのか?患者さんの心理を理解しながら学べます。

2. 医療接遇II (実践・応用テクニック)

接遇マナーIで学んだことを、効果的・効率的・確実に活かせるよう、
待合室や診療室など、歯科医院の空 間を利用してスキルを習得します。
患者層や地域性などによって異なる歯科医院の特徴を活かした
接遇マナーをご紹介します。

3. 受付・電話応対 (座学・実践)

受付や電話応対は歯科医院の印象を 左右する重要な業務です。
電話応対の基礎知識やポイント、コツを知っている人は、
電話応対が楽になり、自信を手に入れています。
対策せずに機会損失を生む前に、対策をして「信頼」という財産を
手に入れましょう。

4. コミュニケーション (実践・テクニック)

仕事でのコミュニケーションは「事業目的の達成に貢献する。
仕事の成 果をあげる」という目的で行われます。
コミュニケーションにおける、自分の弱点と“ウリ”を知り、弱点を 補強し、
“ウリ”を伸でばすことが大切です。気づきから学び、身に付き輝く、
そんな変わっていく自分に出会ってみましょう。

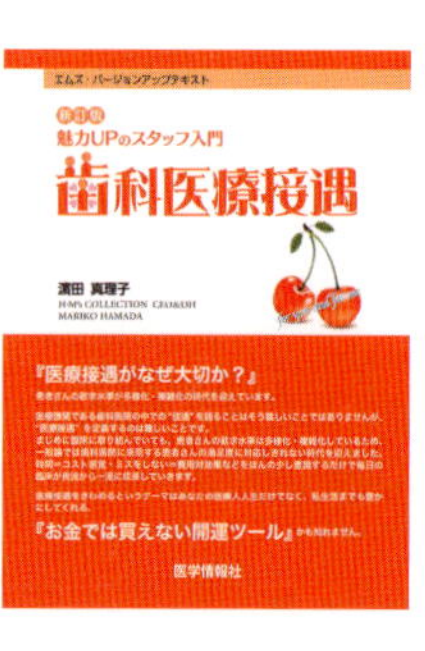

費用 (税込)

単発1コンテンツ
3時間 ¥100,000

4コンテンツセット
計12時間 ¥300,000

※消費税、旅費交通費別途

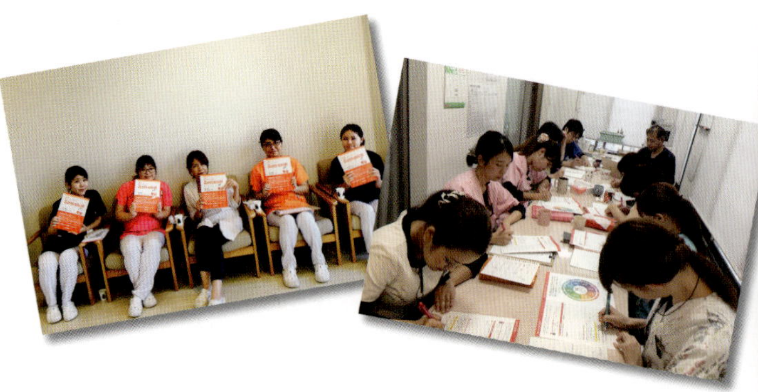

「訪問型研修」受講申込書

03-3846-7612へFAXしてください

貴院名	院長名
ご住所 〒	
電話番号	FAX
メールアドレス	

詳細は直接お電話かメールにてお問い合わせください

有限会社エイチ・エムズコレクション
〒130-0026 東京都墨田区両国4-27-12
03-3846-7611
[受付時間] 平日10:00〜17:00
info@m-dental.com

第5章

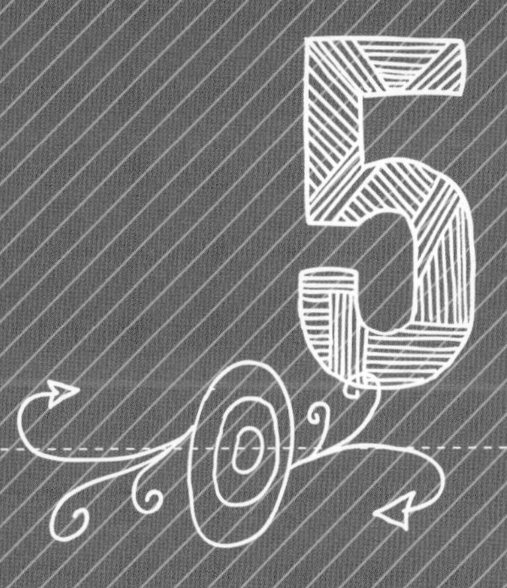

お仕事継続のためのセルフマネジメント

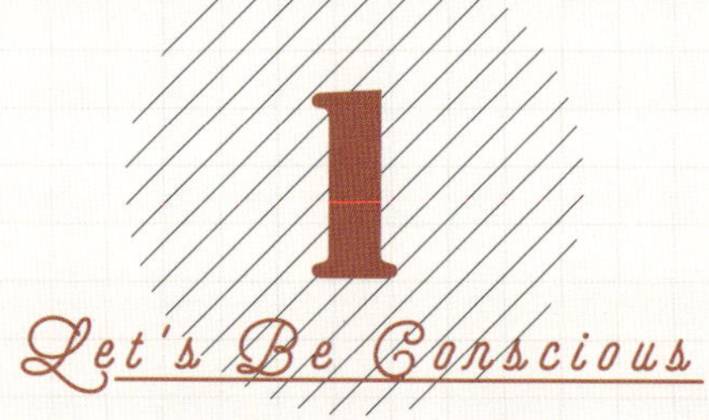

ポジティブとネガティブ

バランス・受け止め・自分マニュアル

ポジティブはよくて、ネガティブはよくないと思っていませんか？
誰にでも、ポジティブとネガティブ両方の感情が存在します。
そのときどきでバランスが変わるだけなのです。
「ポジティブでいなければ！」と思い込むことは、
かえって自分をつらくすることもあります。
「大事なのはバランス」ということを覚えておきましょう。

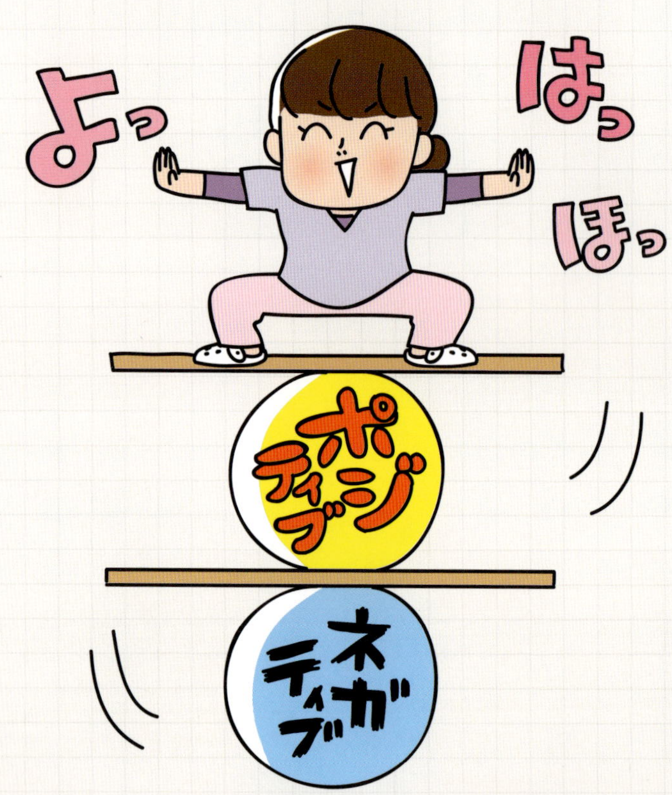

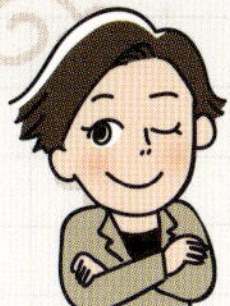

どんなときにテンションが上がりますか?

前向きな気持ちになれるのはどんなときでしょうか？　楽しいことをいろいろと思い浮かべて、書いてみましょう。

どんなときに腹が立ちますか?

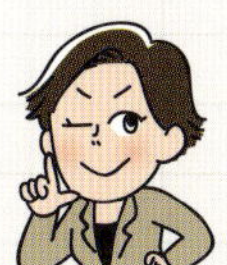

腹が立ったり悲しくなったり、後ろ向きな気持ちになるのはどんなときでしょうか？　最近あった「ネガティブなできごと」を思い出して、書いてみましょう。

感情によいも悪いもありません。世間では、「憎い」、「悲しい」、「寂しい」、「つらい」などの感情を、よくないものとして抑えようとする傾向があるようです。どんな感情も自分の一部ですし、それなりの理由があってわき起こります。まずはそれらの感情をきちんと受け止めること、それから、「どう対応するのか」を考えて行動することが大切です。

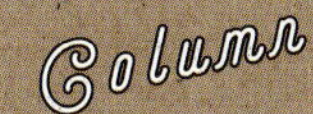

自分マニュアル

「自分の取り扱い説明書」をもっていますか？どんなときに落ち込み、また、浮上するのでしょうか？　誰でも多少の浮き沈みはあって当たり前ですが、ある程度コントロールができるようになると、何より自分がラクになるはずです。

落ち込むきっかけがわかっていれば、予測を立てられます。もちろん、落ち込む理由は一つではないし、複雑に絡み合っていることがほとんどです。でも、予測を立てることで、避けられる可能性もあります。たとえ避けられなくても、浮上のきっかけをいくつかもっていることで安心感が生まれます。何より、「浮き沈みはあって当たり前！」という考えをもつことが、気持ちがラクになるコツなのです。

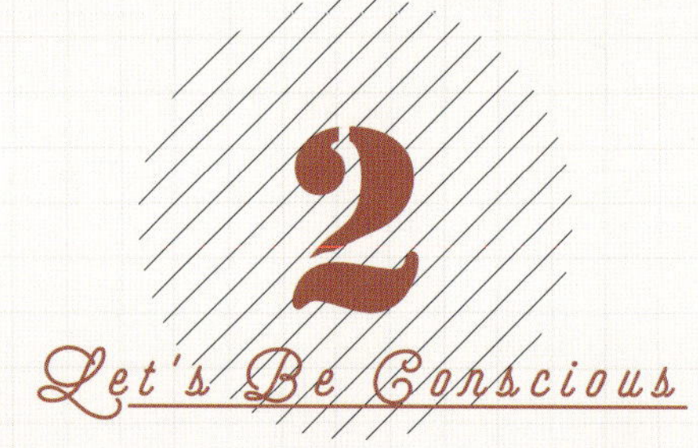

ストレスとのつき合い方

考え方のクセ・セルフモニタリング

生きていれば何かとストレスがかかりますが、
ある程度のストレスは力を発揮する原動力になります。
けれども、あまりにストレスが強いと身体や精神に
何かしらの症状が現れることもありますから、
上手につき合えるようになりたいですね。
自分の考え方のクセを知っておくことは、
対策の一つとしてお勧めです。

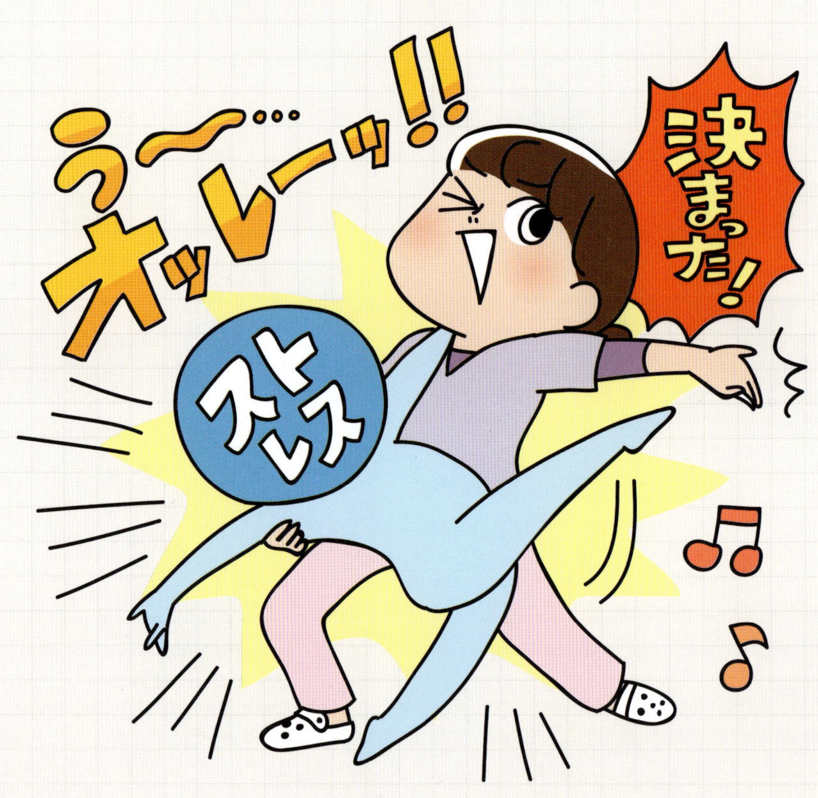

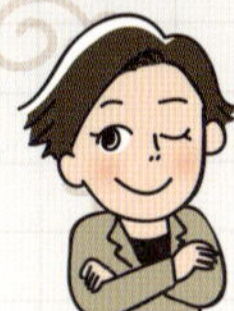

自分の「考え方のクセ（認知の偏り）」を知りましょう

誰にでも考え方のクセはあるものです。あなたはネガティブになったとき、どのようなクセが強くなりますか？

- □ **べきべき星人**（「～すべき」、という思いが強くなりすぎて融通が利かなくなる）
- □ **ねばねば星人**（「～せねば」、という思いが強すぎて、腹が立ったり、うんざりしたりする）
- □ **パンダ星人**（白黒はっきりさせないと気が済まない）
- □ **普通常識押しつけ星人**（自分の基準を押しつけ、相手のことが見えなくなってしまう）
- □ **悲劇のヒロイン星人**（関係ないことまで、全部自分のせいだと思い込んでしまう）

上記のような考え方のクセが出てきたとき、どのような対応をとればよいでしょうか？

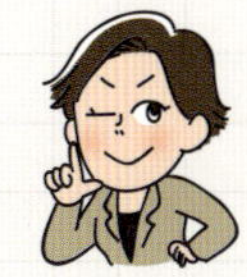

クセが出ているときには思いつかないものです。自分なりの対策を考え、書いておきましょう。

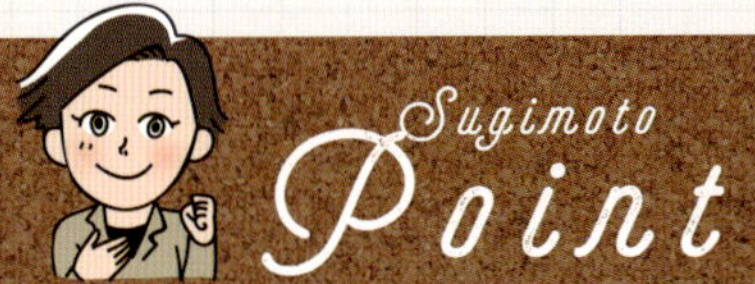

自分のストレス傾向をつかむのに、「セルフモニタリング」という方法があります。
まず、自分のストレス体験をできるだけ具体的に書きます。次にそのとき抱いた自分の負の感情をしっかり書き出します。その後、どのように対応したか、対応した結果、ストレスがどの程度解消されたかを記録しておくと、のちのちかなり役立ちます。

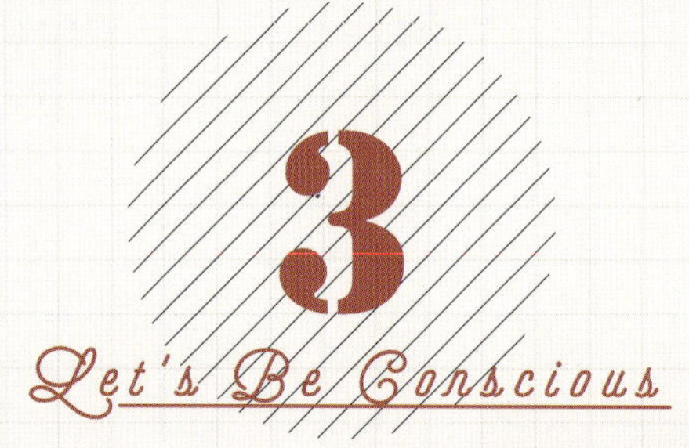

ストレス発散

すぐできる・ルーチンワーク・自分への声かけ

ストレス発散法をいくつもっていますか？
悩みがあったとしても、
友だちと遊びに行くと何だかすっきりしますよね。
でも、仕事をしていると友だちと毎日遊ぶわけにはいかないし……。
かといって、溜めっぱなしではしんどいですよね。
「その日のストレス、その日のうちに解消！」を合言葉に、
一人でもできる発散法をいくつかもちましょう。

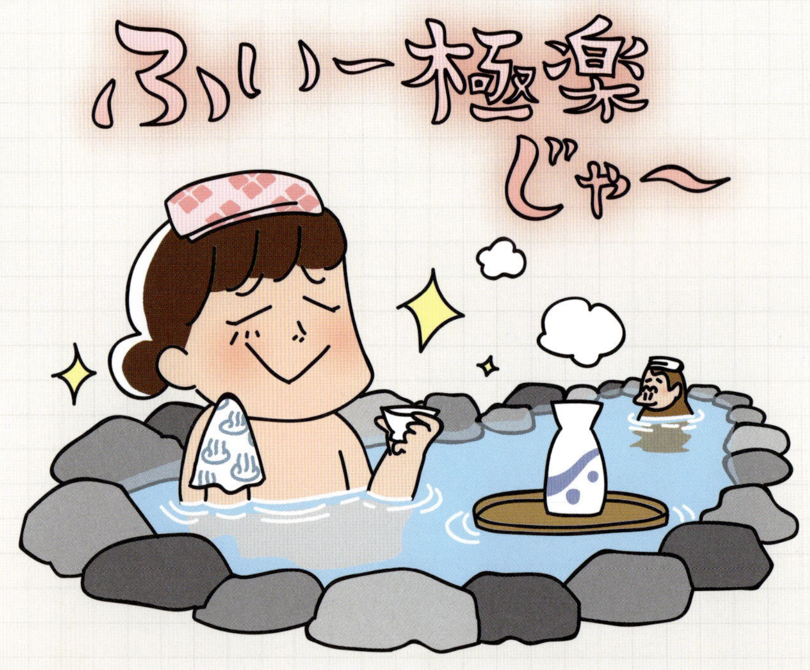

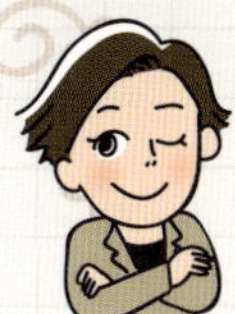

あなたのストレス発散法をいくつか書いてみましょう

「すぐできて」、「一人でもできて」、「あまりお金がかからない」ことには○をつけてみましょう。

気持ちを切り替える「ルーチンワーク（決まった行動）」を探してみましょう

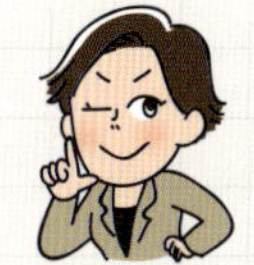

タイムカードを打刻する、車に乗る、駅の改札を通る……。毎日の行動を、気持ちを切り替えるきっかけにしてみましょう。

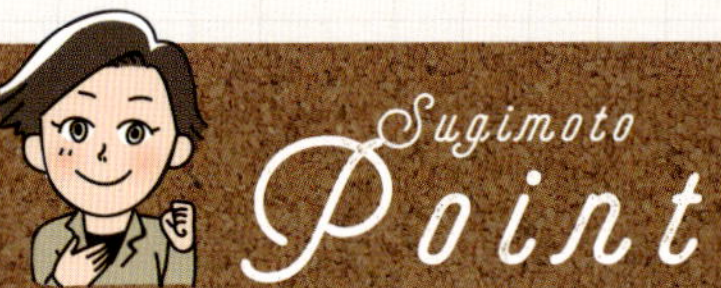

自分への声かけはありますか？　気持ちを切り替えるときに、心のなかで「よし！」と言ってみましょう。実際に声に出せば効果は倍増。「さて！」、「よし！」、「おわり！」……など、いろいろありますね。自分にフィットした声かけを探して、ぜひ試してみてください。きっかけさえあれば、気持ちは瞬時に変化することを実感できるはずです。

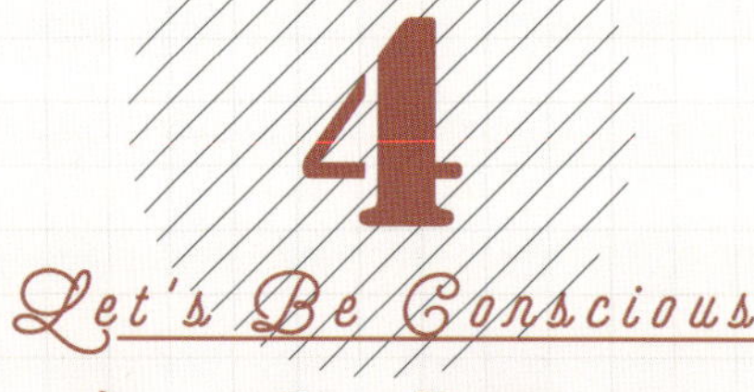

自分を大切にする

自分のためだけの時間・メンタルのバランス

医療の道を志す人の多くは、
「誰かの役に立ちたい」という気持ちがベースにあります。
そのような人は、時に自分のことは放っておいて
誰かのためにと行動しがちです。
でも、それはよいことではありません。
まずは自分を大切にする、
次に、自分を大切にするのと同じくらいに他人のことを大切にする、
という順番でいきましょう。

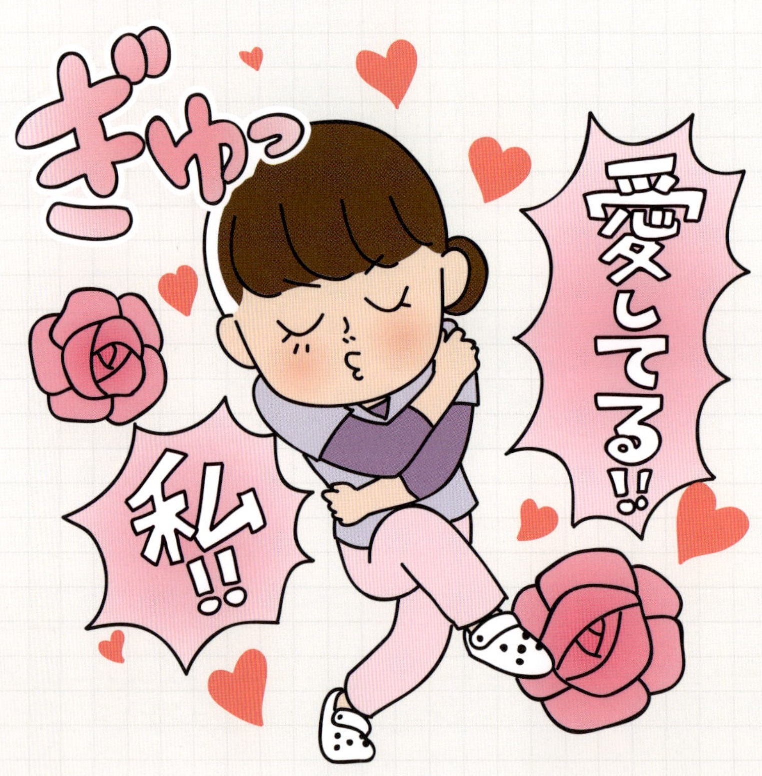

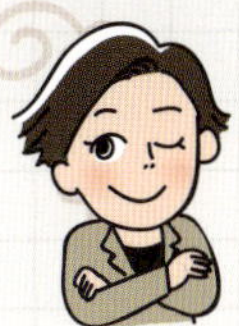

自分のことを放っておいて行動する場面を書いてみましょう

何がよくないのか、自分なりに考えて書いてみてください。

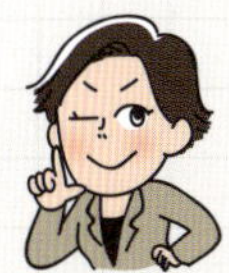

「自分を大切にする」行動を具体的にいくつか考えてみましょう

わからなければ、周囲の人に聞いて一緒に考えてください。

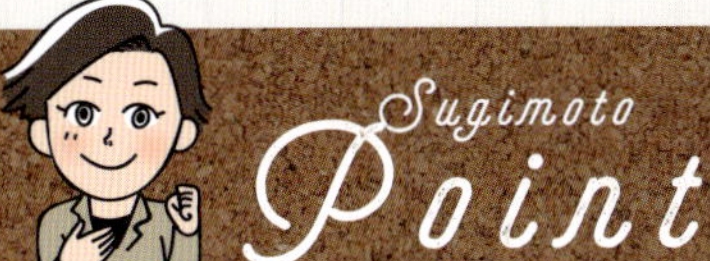

ずっと「誰かのために」を基準に行動していると、いざ自分のために何かしようとする際に、なぜか罪悪感を覚えてしまう人がいます。最初はそのように感じても構いませんから、とにかく「自分のためだけの時間」を意識して、時間を確保するところから始めましょう。メンタルのバランスをとるための第一歩ともいえます。

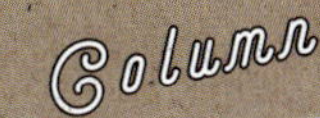

自分の口腔内管理はできていますか?

「紺屋(こうや)の白袴(しろばかま)」という言葉を知っていますか?

これは、染め物屋である紺屋さんが、自分の袴は染めずにいつも白い袴を着ていること。つまり、他人のことに忙しくて自分自身のことには手が回らないことのたとえです。

私たちは、患者さんの口腔内を通じて健康の獲得と維持のために仕事をしていますが、振り返ってみたときに、自分の口腔管理はきちんとできていますか?　え!?　きちんと歯を磨いているから大丈夫?……本当に、それだけで大丈夫ですか?

自分の口腔内と健康状態を正確に把握して管理することは、意外と難しいものです。そして、その「難しさ」をしっかりと理解しておくことが、実は重要です。まずは、いまの自分の口腔内の状況を正確に把握するところから始めましょう。

5
Let's Be Conscious

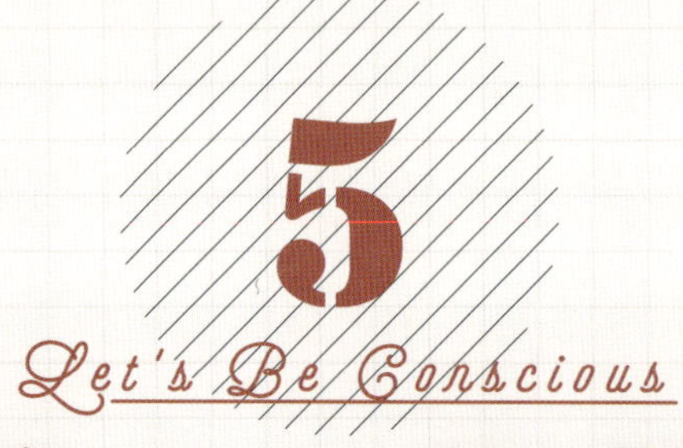

家族との距離感

イライラ・自分でできる解決策

もう学生ではないのに、いつまでも口を出してくる親に
イライラすることがあるかもしれません。
家族だと「言わなくてもわかってほしい」と考えがちですが、
大人であれば自分の主張をぶつけるだけではなく、
親にきちんと話をしたいものです。
それにはやはり、適度な「距離感」を保つことが大切になります。

スープの冷めない距離っ？
ハッハッハ～
スープが冷めるっつーか乾ききる距離でも可

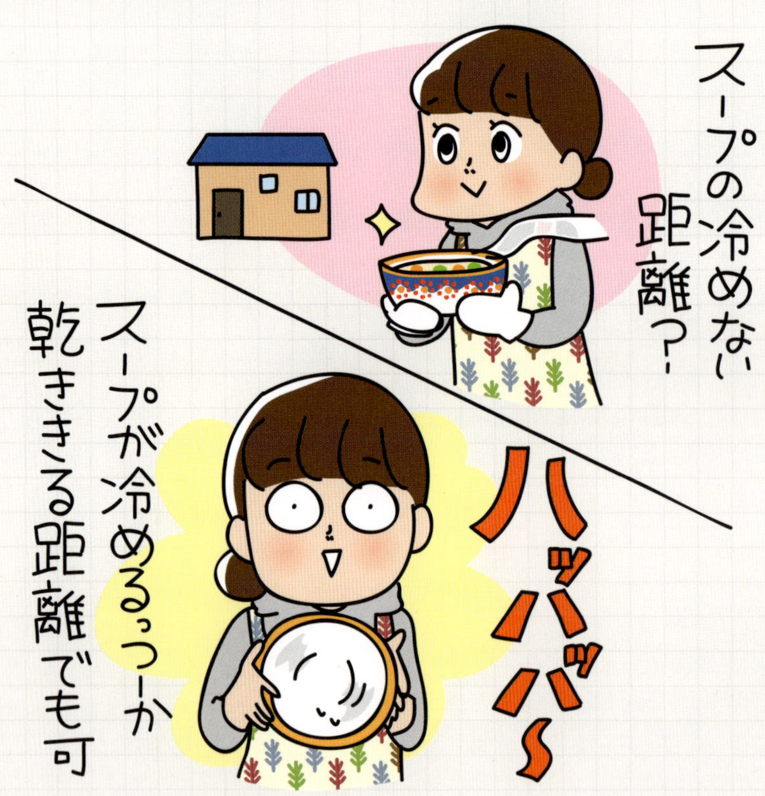

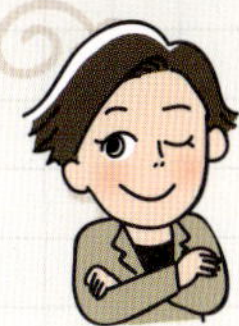

最近、親に対してイライラしたことはありますか？

思い出して、書いてみましょう。

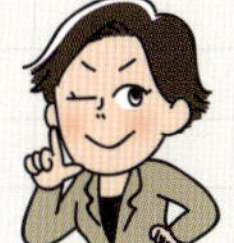

上に書いたイライラは、どのようにすれば解決しますか？

相手に求めることではなく、自分ができることにフォーカスして書いてみましょう。

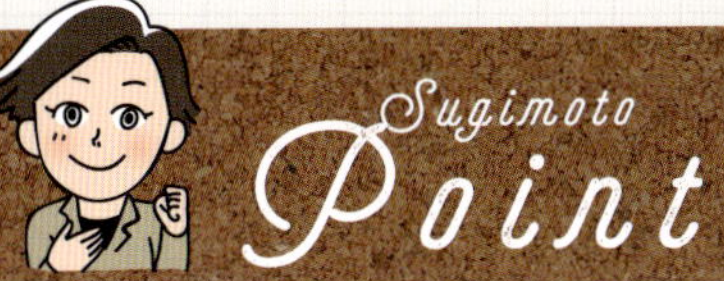

母親と仲よしの人も、あまりうまくいっていない人も、知っておいてほしいのは、母親と適度な距離感を保つことはとても難しい、ということです。自分でいくらがんばってみてもどうにもならない！　と感じた場合には、文字どおり「距離をとる」ことが最も手っ取り早い場合があります。離れてみると、違う視点をもてることもありますよ。

Column

ちゃんと食べていますか？

食事に気をつけていますか？　親に作ってもらったものを食べているだけ？　それとも自炊はしているけれど、栄養のバランスよりコスト重視？　歯科衛生士による「歯科保健指導」には、食事の指導も含まれています。でも、実際に食事指導といっても、せいぜい間食指導ぐらいしかしたことがない人も多いかもしれません。何から始めたらよいのかわからない人もいるでしょう。

まずは、自分の食生活を見直すところから始めてみましょう。毎日の食事を記録すると、自分では意識していなかったことが見えてくるものです。食事を意識して整えることができれば、自身の体調管理にも繋がりますし、患者さんを診るときの思考の幅も広がっていくはずです。

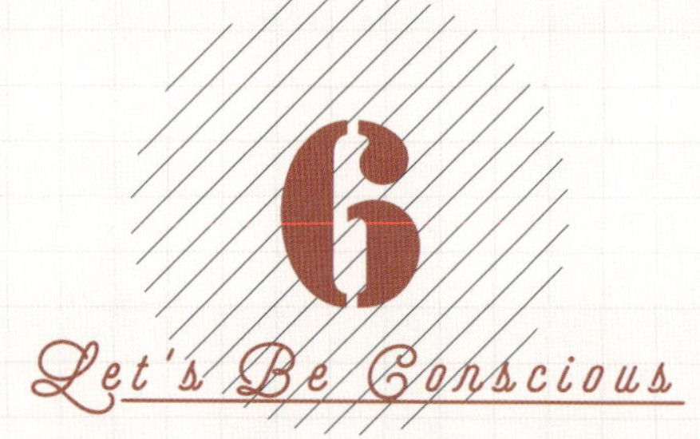

この先の未来

1年前を振り返る・1年先を考える

1年先のこともよくわからないのに、
もっと先の未来のことなんてわかるはずないよ!
と思うかもしれません。けれど、何となくでも考えておくことと、
何も考えずにいるのとでは、未来はずいぶんと変わってきます。
現在の「人との出会い」や、日々の積み重ねが未来を作ります。
まずは未来について、考えてみることから始めましょう。

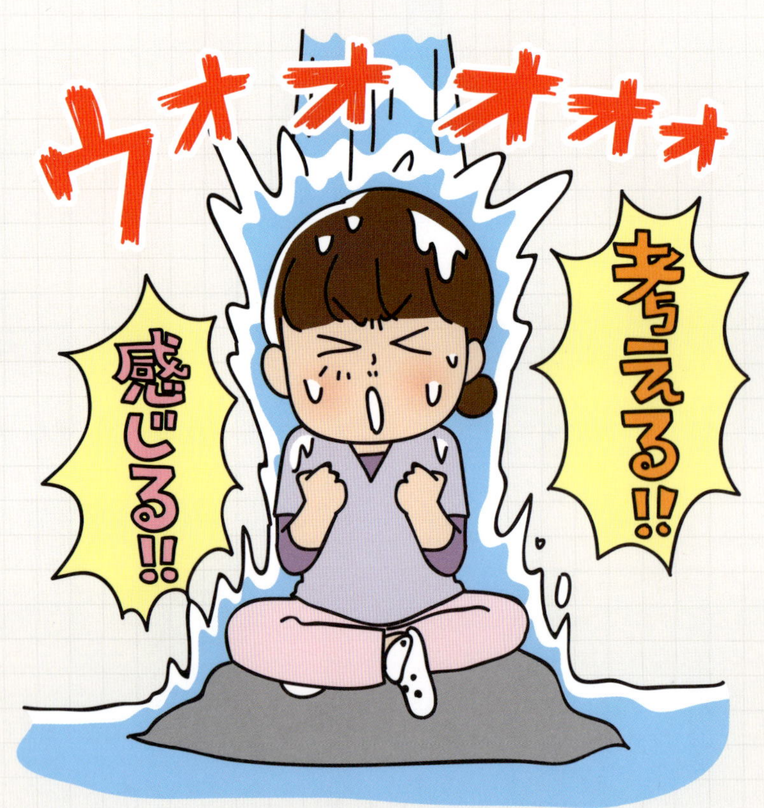

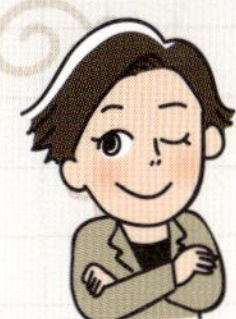

1年前から今日までのことを振り返ってみましょう

どのような人と出会い、どのようなことがありましたか。

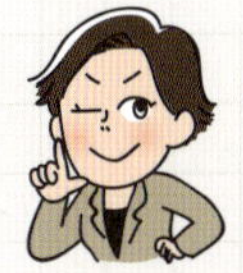

1年先を考えてみましょう

1年先に、どんなことがあればよいと思いますか。どんな人と出会いたいですか。

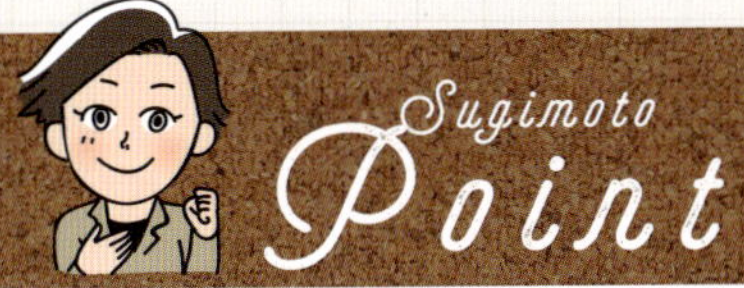

仕事で毎日忙しくしていると、何も考えないでいても1年はあっという間に過ぎていきます。新人でいられるのもほんの少しの間だけ。自分の頭で考えたことが、未来に繋がっていくのです。歯科衛生士という仕事を通じて、自分が何をしたいのか、どうなりたいのか、ときどきでもよいので考えてみてくださいね。

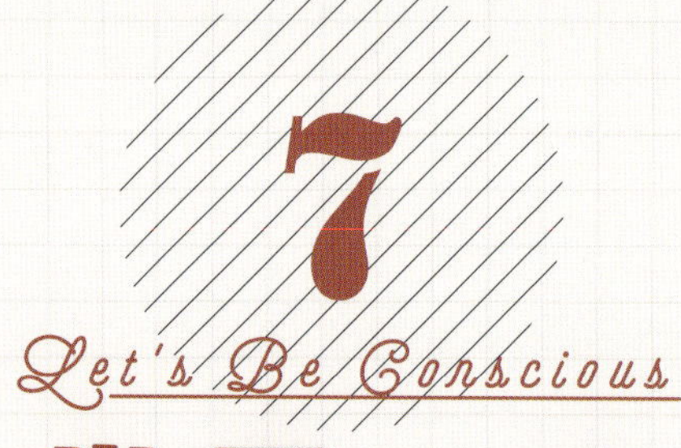

違う世界へのドア

仕事以外の交流・興味・一歩踏み出す

私たちの仕事は歯科医院の中で完結するため、
外に出向くことはほとんどありません。
そのため、気がつくと社会人になって知り合う人は
患者さん以外すべて歯科関係者！　となりがち。
仕事に慣れて少し余裕が出てきたら、
習いごとなどを通じて違う世界の人と
積極的に繋がりを作っていきましょう。
そうすることによって、自分の世界も広がります。

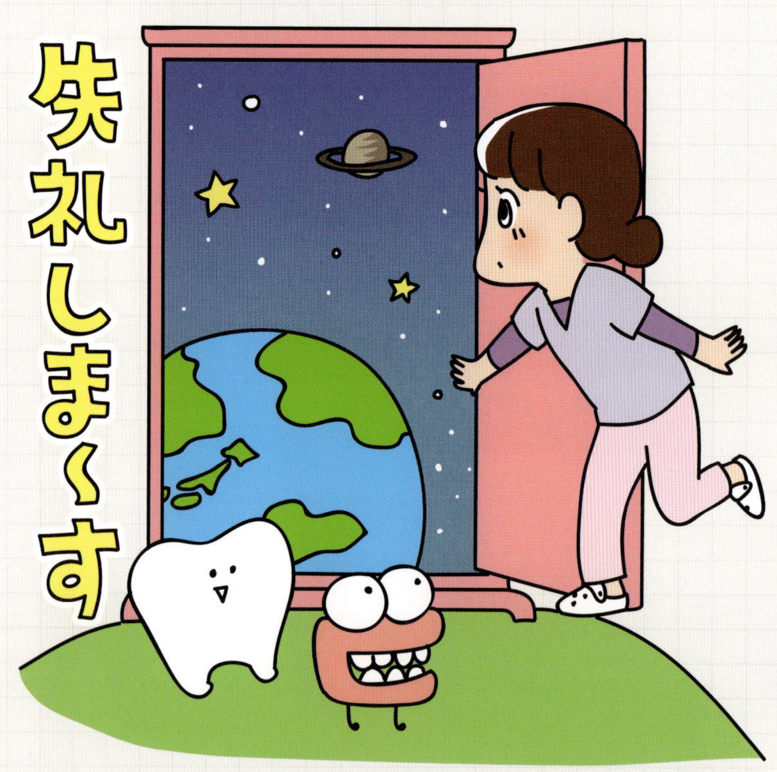

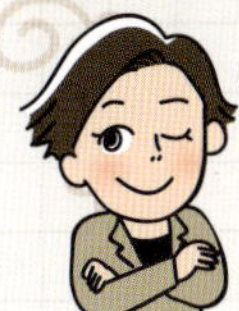

やってみたいこと、始めてみたい習いごとはありますか？

いますぐ始められないことでも、書いてみましょう。

上に書いたことをできていない理由は何でしょうか？

一歩踏み出すための方法を考えて、書いてみましょう。

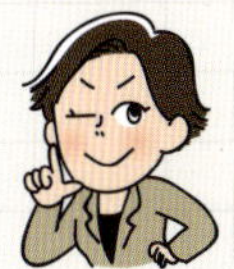

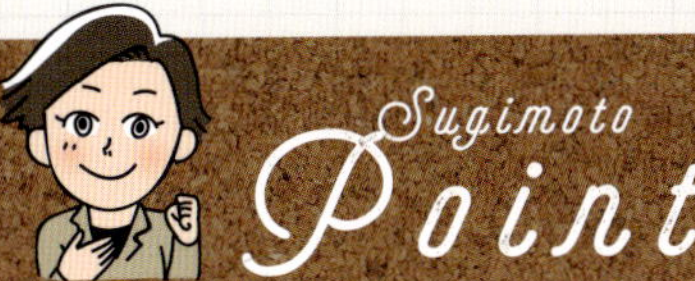

自分が何をしているかを周囲に話さない人は意外と多いようですが、歯科衛生士アピールは大事です。大げさなアピールでなくても、自己紹介にちょっと「歯科衛生士」と入れてみましょう。自分が思っているのと違う反応が返ってくるかもしれません。外から見た「歯科衛生士像」を知っておくことは、とても大切です。

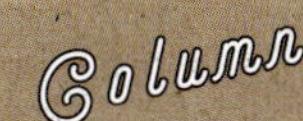

興味をもたないと見えてこない

同じものを見ても、人によって見えているものは違います。カップルで歩いているときに、2人がまったく違うものを見ていたという経験はないでしょうか。人は自分が関心のあるものしか見えないのです。

臨床の現場でも、人によって「見えているもの」は違います。まずは人に興味をもつことが大切。この患者さんはどこで働いているのか、家族構成、好きな食べ物、何を大切にしているのか……。興味をもって見てみれば、わからないこと、知りたいことが出てきます。知りたいことがあれば、聞いてみたくなりますよね。それによって、いろいろなことがわかるはずです。まずは、目の前にいる「人」に興味をもつことから始めましょう。

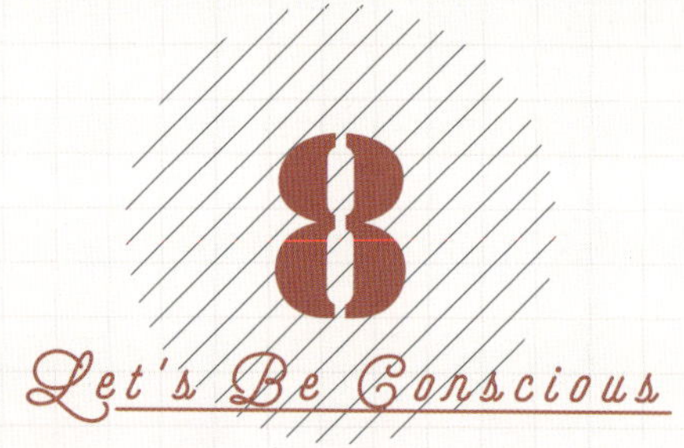

歯科界の入口という意識

歯科衛生士代表・足りない歯科の知識

違う世界の人と積極的に交流するようになると、
相手にとってあなたが「歯科衛生士の知り合い第１号」になることもあるでしょう。
あちこちでいろいろな質問をぶつけられて面倒だと思っても、
適当にあしらうのはNG。
なぜなら、その相手にとってあなたは
「世のなかの歯科衛生士代表」だからです。
歯科界の入口に立っていると意識して臨みましょう。

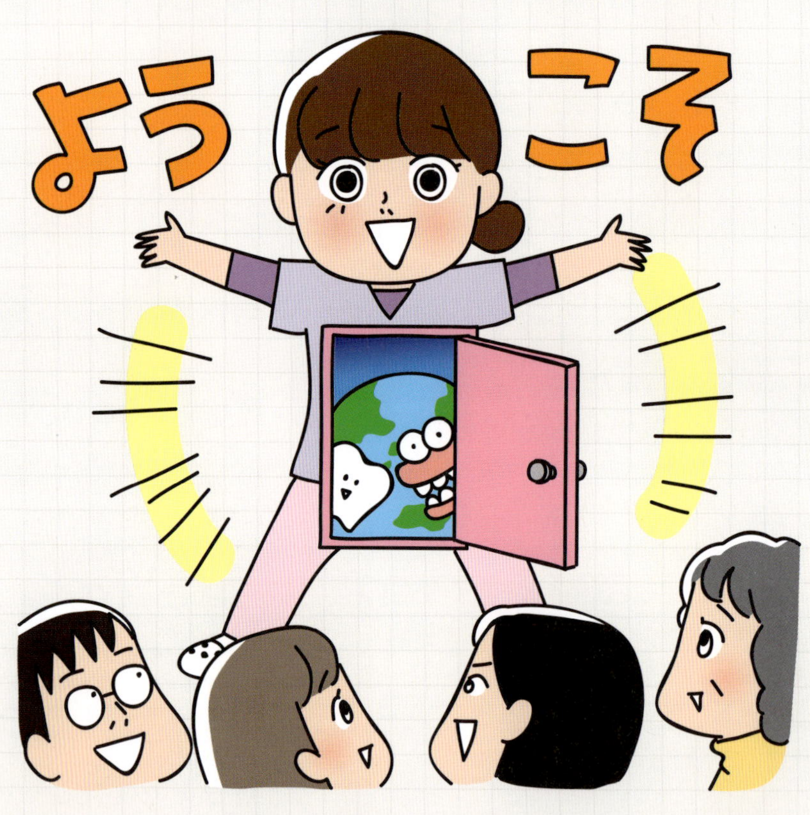

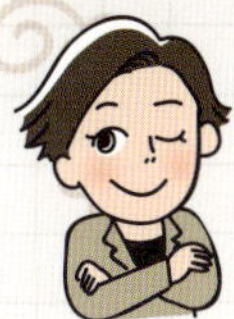

歯科関係以外の知人に、歯について聞かれたことはありますか？

聞かれて困ったことは何ですか？　その際、どのように答えましたか？

自分に足りないと感じる歯科の知識に、どんなことがありますか？

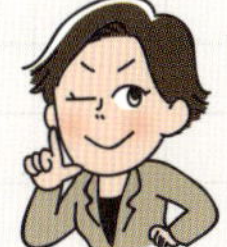

書き出して、記録しておきましょう。

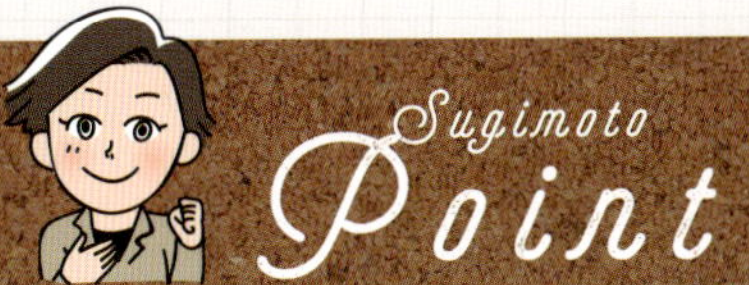

わからないことを適当に答えるのはやめましょう。それは自分だけではなく、「歯科衛生士」という職業に対する信頼を損ねます。テレビや雑誌、インターネットなどのすべての情報を把握することは無理です。自分にわからないことは「わからないので、調べておきますね」と話し、後できちんと調べて答えるようにしてください。

Column

口元大丈夫?

自分の口元が「どのような状態か」を、考えたことはありますか？　プラークコントロールや歯並びのことだけではありません。舌の位置はどうですか？　口唇はどうでしょうか？　もしかして、塗った口紅がすぐにどこかにいっていませんか？　知らないうちに撮られた写真が、全部「お口ぽかん」状態ではありませんか？　朝起きたとき、顎がだるくありませんか？

患者さんの口元をきちんと観察できるようになるには、まずは自分と周囲の人の観察から。自分で思い当たることがあれば、院長や先輩に一度自分の口元を診てもらいましょう。きっと勉強になるはずです。

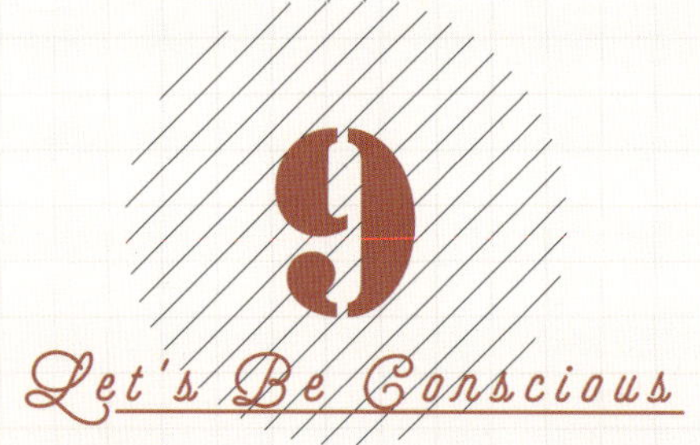

報われないこともある

改善点の検討・今後の教訓・気持ちの切り替え

私たちの仕事は、いくら一生懸命に取り組んでも、
こちらに落ち度がなかったとしても、
すべてが思うような結果になるとは限りません。
なぜなら、「対・人」はいつでもフィフティ・フィフティだからです。
そのたびにがっくり落ち込んでいては身がもちません。
振り返ってこちらの改善点を検討した後は、
気持ちを切り替えて前に進んでみましょう。

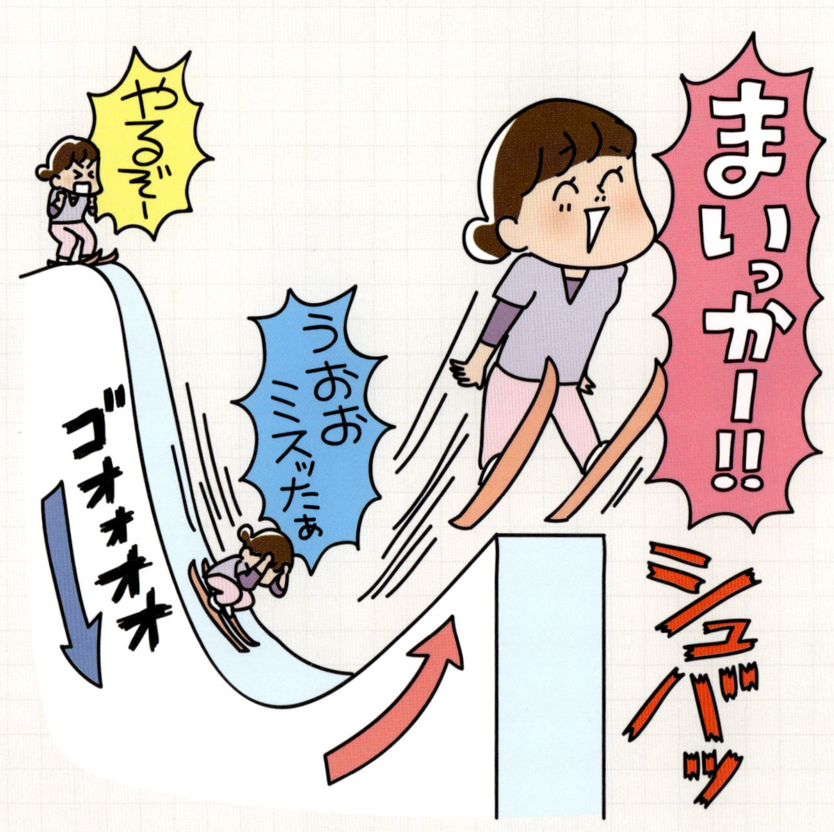

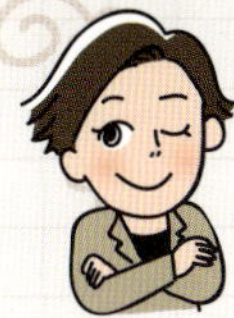

最近あった「がっくり」なことを思い出してみましょう

◉ どのようなことがありましたか？

◉ 自分が改善すべきだったところは何でしょうか？

◉ 今後に活かす教訓を記録しておきましょう

気持ちをサッと切り替える方法をいくつか考えてみましょう

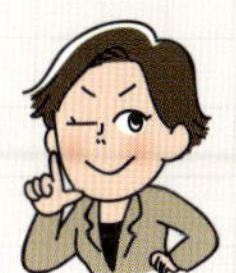

ポイントは、「いつでも」、「どこでも」、「すぐに」、「一人でも」できることです。

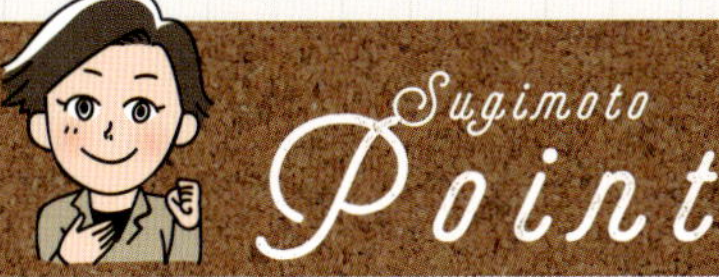

日ごろから、「がっくり」することが多くありませんか？ もしかしたら、その理由の半分ぐらいは、自分にあるかもしれません。相手に期待が伝わっていなかったり、そもそも期待が大きすぎたせいかもしれません。がっくりシーンに遭遇したら、まずは自分のことを振り返って、「次回の対策」を練るためにエネルギーを使いましょう。

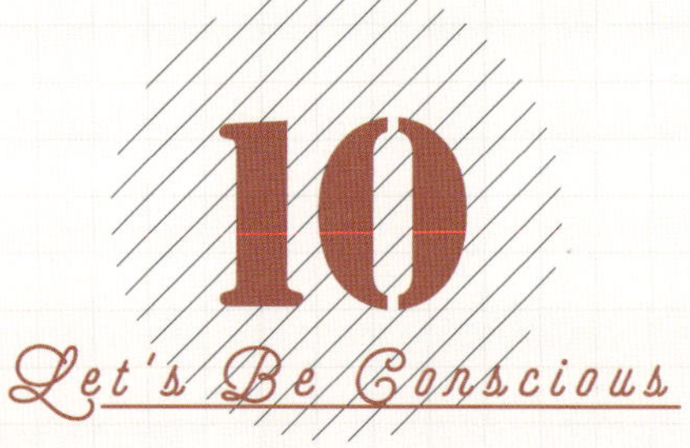

働き続けるということ

ライフイベント・働き方・ありたい自分

女性は男性と比べて、さまざまなライフイベント
（結婚・出産・配偶者の転勤・育児・介護など）があり、
仕事に大きな影響を与えます。
自分では望んでいなくても、仕方なく仕事から離れたり、
働き方を変えなければならない場面も出てくるかもしれません。
いまからでも、将来のことをちょっとだけ考えてみましょう。

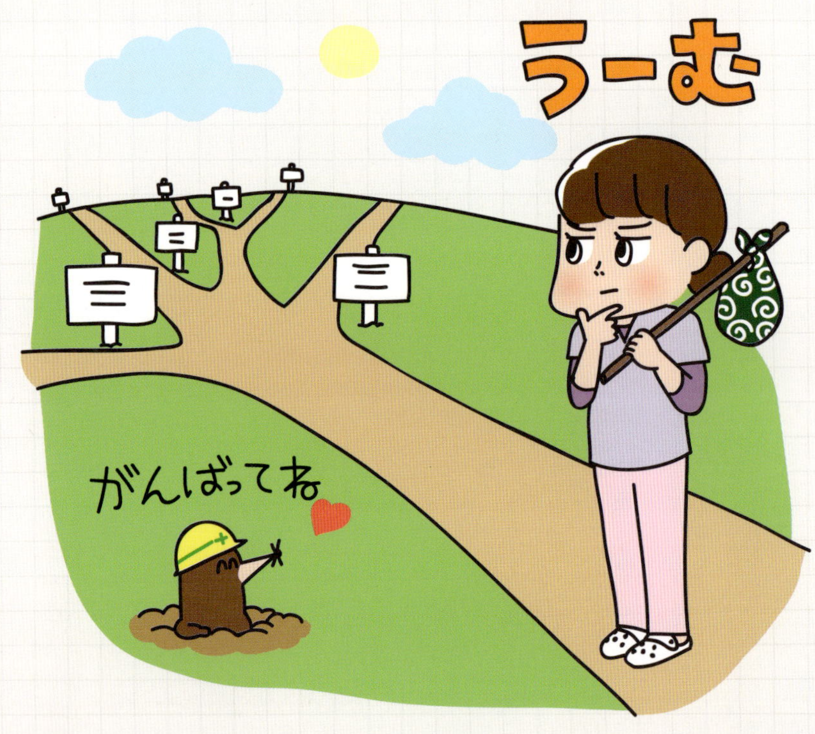

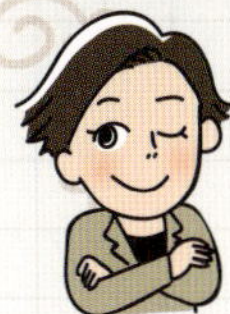

これから先のことをちょっとだけ考えてみましょう

あなたは１年後・５年後・10年後、どんな自分でありたいでしょうか。仕事とプライベートの両面から考えてみてください。

	１年後（　　歳）	５年後（　　歳）	10年後（　　歳）
仕事			
プライベート			

上記を実現するために、「いま何が必要」ですか？

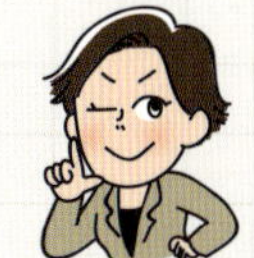

ゴールから逆算して必要なことを考え、書き出してください。

Sugimoto Point

ライフイベントによっては、想像していたことと違う方向に流れていくこともあるでしょう。でも、この先何があるかわからないからといって、決して「先のことを考えても意味がない」わけではありません。自分の人生は自分のもの。時には流されることも「あり」ます。それでも、自分で考えて行動することで、道は開けていくものです。

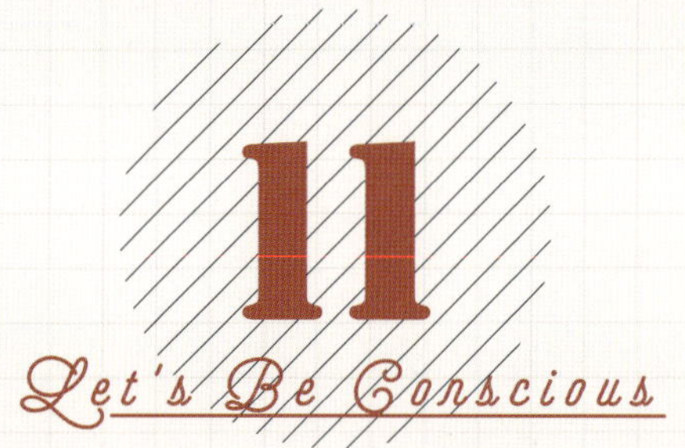

大切なのは積み重ね

仕事を楽しむ・人への興味・想像力

歯科の仕事は、やる内容は同じでも、
毎日がまったく違うことの積み重ねです。
毎日のTBIやSC、SRPは、患者さんによって違いますよね。
そのときの自分の調子によっても変わってきます。
毎日同じだと思ってしまうのは、
ただ作業をこなしているだけになっている可能性も。
それではつらいし、毎日がもったいないですよね。
そこから一歩踏み出す方法を考えてみましょう。

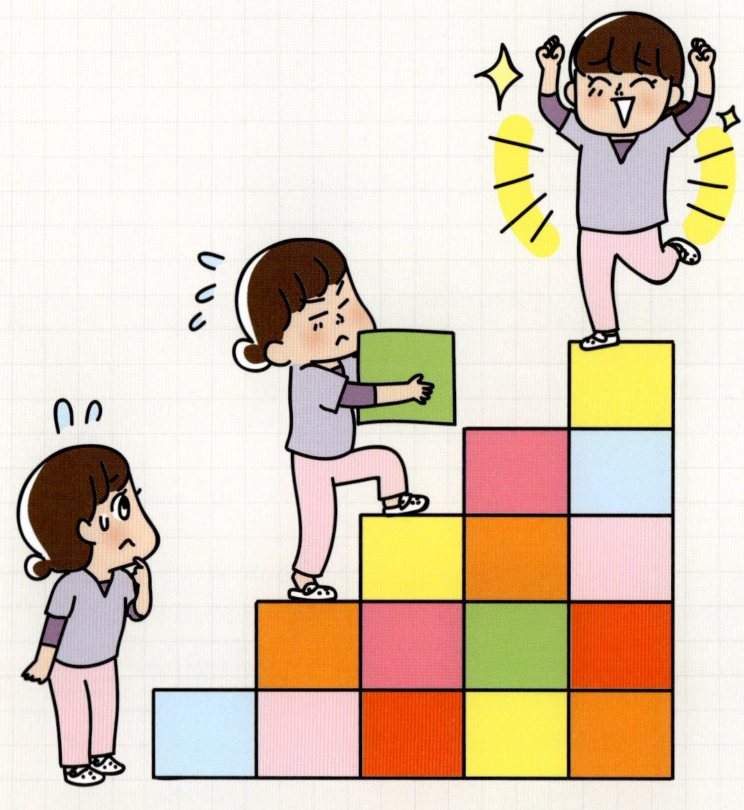

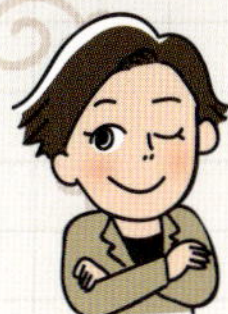

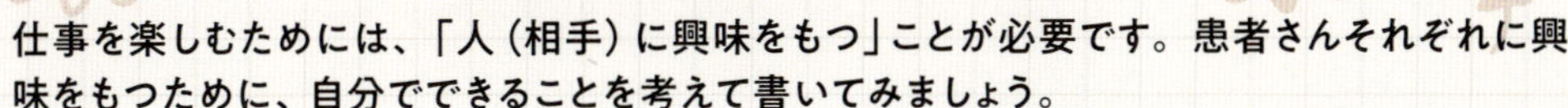

同じことだけど、毎日違うと感じていますか？

仕事を楽しむためには、「人（相手）に興味をもつ」ことが必要です。患者さんそれぞれに興味をもつために、自分でできることを考えて書いてみましょう。

観察眼を養うトレーニングを考えましょう

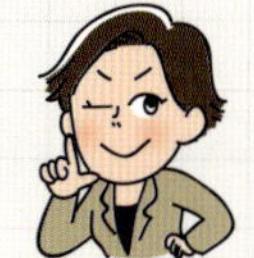

「興味をもってみる」⇒「想像してみる」⇒「可能なら確かめる」ことの積み重ねが必要です。そのために、日ごろから意識して自分でできるトレーニングを考え、書いてみましょう。

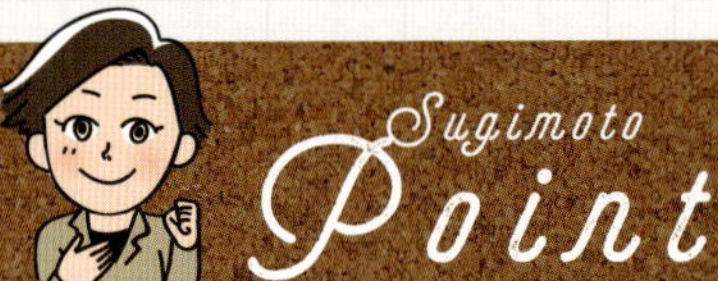

キャリアが浅いうちは、処置の準備や必要なことを「○○には△△だけ」と限定して考えてしまいがちです。基本を覚えることはとても大切ですが、臨床の現場は「すべてが応用編」といっても過言ではありません。一つひとつのものごとを「どうしてこれが必要なのか、なぜなのか」と、きちんと理解しておくことが大切です。

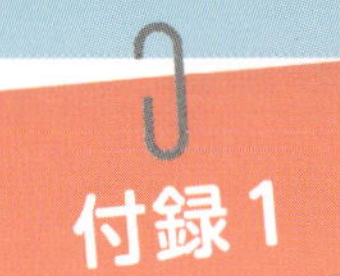

付録1

働いている自院のことがもっとわかるシート

使い方 院長や周囲の人にインタビューして書き留めておきましょう。
自分の勤めている歯科医院のこと、どれだけ知っていますか？　先生の想いや歴史など、意外と知らないことも多いものです。知ることによって、自院に対する愛着もわいてくるはず。みんなでわいわい作成しても楽しいですよ。

年　　　月　　　日　　名前

歴史　開業　　　　　　年（今年で開業　　　年目）

院長の年齢・出身大学・専門分野を聞いてみよう

開業時はどんな歯科医院だったのか

開業時の院長の想いを聞いてみよう

現在の診療理念（明文化されたものがなければ聞いてみましょう）

どのような歯科医院を目指しているのか

自院で求められる歯科衛生士像

患者さんの層（年齢・職種・どこから来ている人が多いのかなど）

自院とおつき合いのある人たちを知ろう（ラボ、ディーラー、スタディグループなど）

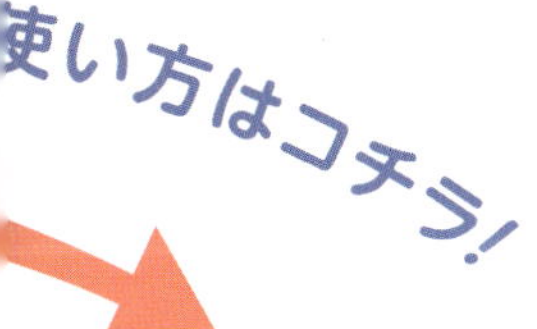

こんなふうに使ってみよう!

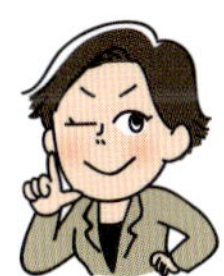

2018 年 6 月 25 日　名前　杉元信代

歴史　開業　20XX　年（今年で開業　XX 年目）

院長の年齢・出身大学・専門分野を聞いてみよう

○○○○先生　19XX 年生（今年、XX 歳）
○○○○大学歯学部（口腔外科）卒業

開業時はどんな歯科医院だったのか

先生のお父様（大先生）が○○年前に開業した。当時近くには歯科医院がなく、地元の人にとても喜ばれたらしい。建て替える前（○年前）は先生の自宅とくっついていたらしい。子どものころの先生は技工室でよく遊んでいた。

開業時の院長の想いを聞いてみよう

○年前から大先生と一緒に仕事⇒△年に先生が院長に就任
地元の人に愛されてきた歯科医院で、さらにレベルの高い治療を提供できるようにしたい。長年通ってきてくれる患者さんを最後まで診ていきたい（訪問）。

現在の診療理念（明文化されたものがなければ聞いてみましょう）

どのような歯科医院を目指しているのか

地域で選ばれる歯科医院・家族ぐるみで治療にきてもらえる「真の意味でのかかりつけ」を目指す。

自院で求められる歯科衛生士像

歯周基本治療がきちんとできる、時間を守る、話す・聴く能力、
にこにこやさしい。

患者さんの層（年齢・職種・どこから来ている人が多いのかなど）

近隣の人（家族全員が患者さんというのが多い）、
高齢者が増えてきた。車・自転車での通院が多い。

自院とおつき合いのある人たちを知ろう（ラボ、ディーラー、スタディグループなど）

ラボ：○○（毎日とりにくる◆◆さん）、△△（デンチャー専門・□□にある・宅配便）
ディーラー：××・▲▲さん
歯科医師会や先生が所属しているスタディグループ

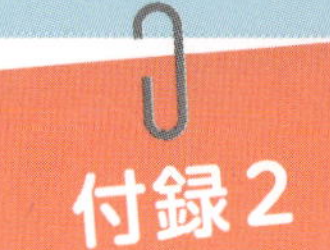

付録2 レポートのひな型

使い方 読んだ書籍や参加した講演会・研修会について、まとめてみましょう。
書籍を読んだり、講演会・研修会に参加して、自分が何を得たのかなどを報告書としてまとめるのがレポートです。最初のうちは先輩たちのレポートを参考にするのもよいでしょう。

年　　月　　日提出　　名前

基本情報（書籍・講演会・研修会についての基本情報） （注意：読んでいない人、参加していない人にもわかるように記入する）
学んだこと
自院（自身）で実践したい（取り入れてみたい）こと （変えてみたいこと・工夫してみたいこと）
今後の課題（できるだけ具体的に） （読書レポートの場合は次回の書籍名を記入する）
先輩（　　　　　）より
院長（　　　　　）より

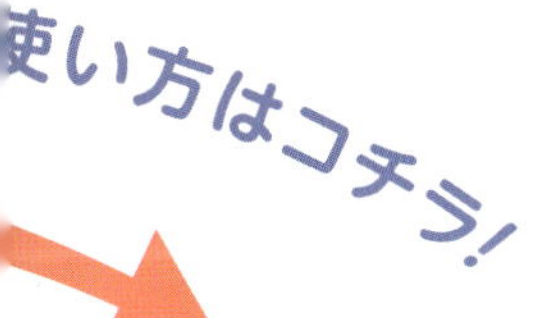

こんなふうに使ってみよう!

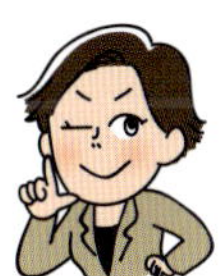

2018 年　7　月　1　日 提出　　名前　杉元信代

基本情報（書籍・講演会・研修会についての基本情報）
（注意：読んでいない人、参加していない人にもわかるように記入する）

『歯科医院ではたらくスタッフのためのストレスマネジメント講座』
2018 年 6 月●日 / 京都○△センター /13 ～ 15 時 / 講師：○○先生
コンパクトで密な人間関係のなか、患者さんからは一定の感情（いつもにこにこ親切・やさしいなど）を求められる歯科医院のスタッフ。仕事を円滑に行うため＋自分のメンタル維持のためのストレスマネジメントを紹介する講座。

学んだこと

*ストレスにはさまざまな種類があること（寒い・暑いもストレスのうち）
*ストレスはゼロにはならないこと
*同じようなストレッサーでも感じ方はひとそれぞれであること
*適度なストレスはモチベーションの維持向上にも役立つこと
*自分なりのストレスマネジメントをもつことが重要であること

自院（自身）で実践したい（取り入れてみたい）こと
（変えてみたいこと・工夫してみたいこと）

*自分の医院でも、みんなでストレスマネジメントの勉強会をしたい（7月か8月）
*ストレス解消のために、趣味を見つけたい（前から気になっていたアロマの一日体験コースに行く）
*自分の医院でも、患者さんに不必要なストレスを与えていないかを検証するため、ミーティングの議題に出す（寒い・暑い・待ち時間のイライラなど）

今後の課題（できるだけ具体的に）
（読書レポートの場合は次回の書籍名を記入する）

ミーティングの議題に出すための準備（△さんと相談⇒週末院長に提出）。ストレスマネジメントの勉強会をしたいという相談を院長にする（どうやるかも含めて）。紹介された参考文献を読む。

先輩（　○○○　）より

テクニカル以外での初めてのセミナーはどうでしたか？　ミーティングの議題を出す前に、一度どうしてそれをしようと思ったのかも含めて学んできたことをみんなの前でシェアする時間をもったほうがいいかも。相談に乗りますよ。

院長（　■■■　）より

休日のセミナー参加お疲れさまでした。ストレスマネジメントの重要性は理解できたかな？　先輩も書いているように、一度学んできたことをシェアする時間をとろう。7月のミーティングの時間の半分ぐらい使ってやるのはどうかな？

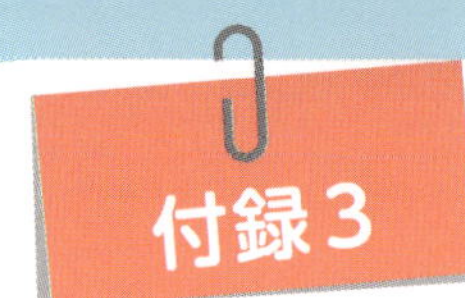

自主練目標と振り返りシート

使い方 1週間の自主練習の目標と練習方法・タイミングを記入します。
自分だけで決めずに、院長や先輩に相談して記入しましょう。1週間が過ぎたら、必ず振り返って練習方法やタイミングなどを見直しましょう。

年　　　　月　　　　名前

	例	1週目	2週目
項目	㊐の印象		
目標	トレーの試適ができる。規格に沿った印象が採れる。患者さんへの適切な配慮ができる		
練習方法	練習用アルジネートを使って、スタッフの口で練習をする。採っているところを先輩(○○さん)にチェックしてもらう		
タイミング	昼休み＋アポの空いている時間を利用		
時間	10～15分（片付けの時間は除く）		
先輩	○○さん		
振り返り	昼休みが短くてできない日が多かった。思ったより準備に時間がかかった。トレーの試適のときの声がけが足りないと指摘された（やることだけで必死になった）		

今月の振り返りと来月の目標

3 週目	4 週目	5 週目

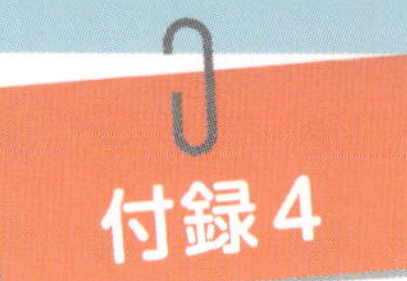

目標カレンダー

使い方 毎月3つの目標を立てましょう。
目標は後で振り返って「できた」か「できなかった」か、はっきりわかるような具体的なものにします。1日が終わったら、できたものには○を、できなかったものは何も記入しません。1ヵ月が終わったら必ず振り返って、来月に繋げていきましょう。

カレンダー

年　　　　月　　　　名前

今月の目標

A

B

C

日曜日	月曜日	火曜日	水曜日	木曜日	金曜日	土曜日
A B C	A B C	A B C	A B C	A B C	A B C	A B C
A B C	A B C	A B C	A B C	A B C	A B C	A B C
A B C	A B C	A B C	A B C	A B C	A B C	A B C
A B C	A B C	A B C	A B C	A B C	A B C	A B C
A B C	A B C	A B C	A B C	A B C	A B C	A B C
A B C	A B C	A B C	A B C	A B C	A B C	A B C

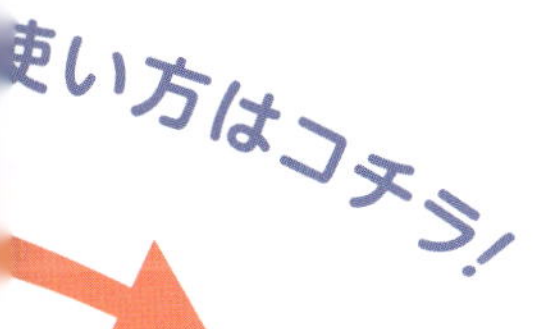

こんなふうに使ってみよう!

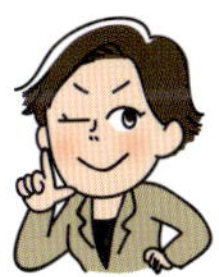

院内コミュニケーショントレーニング　カレンダー

2018 年 7 月　名前　杉元信代

今月の目標

A　5月に足りなかった課題

B　事前に話す内容を頭のなかで整理する

C　相手の反応を見て、「間」を意識する

日曜日	月曜日	火曜日	水曜日	木曜日	金曜日	土曜日
 A B C	 A B C	 A B C	 A B C	 A B C	1 Ⓐ B Ⓒ	2 Ⓐ Ⓑ C
3 A B C	4 Ⓐ Ⓑ Ⓒ	5 Ⓐ B Ⓒ	6 Ⓐ Ⓑ Ⓒ	7 A B C	8 Ⓐ Ⓑ Ⓒ	9 Ⓐ B Ⓒ
10 A B C	11 Ⓐ Ⓑ Ⓒ	12 Ⓐ Ⓑ Ⓒ	13 Ⓐ Ⓑ Ⓒ	14 A B C	15 Ⓐ Ⓑ Ⓒ	16 Ⓐ Ⓑ C
17 A B C	18 Ⓐ B Ⓒ	19 Ⓐ Ⓑ Ⓒ	20 Ⓐ Ⓑ Ⓒ	21 A B C	22 A Ⓑ Ⓒ	23 Ⓐ Ⓑ Ⓒ
24 A B C	25 Ⓐ Ⓑ Ⓒ	26 Ⓐ B C	27 Ⓐ Ⓑ Ⓒ	28 A B C	29 Ⓐ Ⓑ C	30 Ⓐ Ⓑ Ⓒ
 A B C	 A B C	 A B C	 A B C	 A B C	 A B C	 A B C

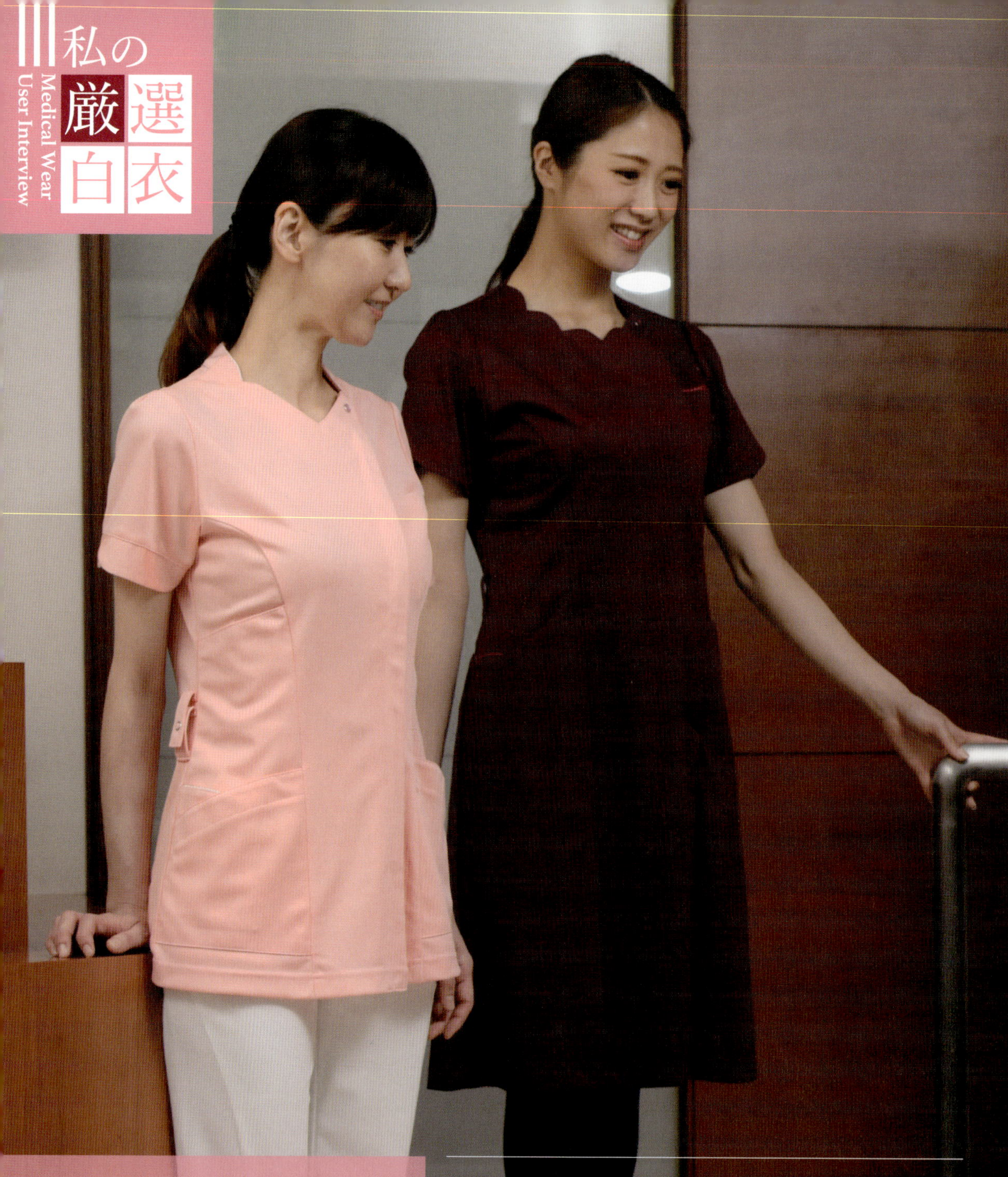

松尾歯科医院

永瀬 佳奈　様

歯科衛生士
日本歯科審美学会理事
日本歯科審美学会認定士
ホワイトニングコーディネーター講師
日本アンチエイジング歯科学会常任理事
日本アンチエイジング歯科学会認定歯科衛生士
ホワイトニングエキスパート講師

患者さまの不安を少しでも和らげる。
私たち歯科衛生士にとって重要な役割のひとつではないでしょうか。
スタッフが暗い・冷たい印象ですと患者さまも不安になってしまうと思います。
いま着用している資生堂とナガイレーベンが共同開発したユニフォームは、
顔を明るく見せる色使いをしていますので、
着ると気持ちまで明るく晴れやかになります。
私たち歯科衛生士が輝くことで患者さまに安心感を与えることが出来る、
ユニフォームにはそんな役割もあると思います。
ホスピタリティーを表現できるエレガントなデザインでありながら
伸縮性もあってとても快適です。

歯科医院ではたらくスタッフのための

お仕事マナ〜講座

著 杉元信代（株式会社Himmel） 絵 あらいぴろよ

これさえ読めば、あなたも立派な医療人！

歯科医院で働くスタッフにとって、身だしなみや言葉づかい、質問の仕方やメモのとり方など、“お仕事マナー”をきちんと押さえておくことが、社会人・医療人として一人前になるための重要なステップです。また、コミュニケーションスキルを高めていくことで、患者さんや同僚、先輩、院長など、周囲との信頼関係の構築にも繋がります。本が苦手な人でもイラストや漫画で読みやすい構成になっており、毎日の仕事に前向きに取り組めるようなアドバイスが満載。新人教育に最適の書。

【A5判・120頁　本体3,000円+税】

詳しい情報はこちら▶

歯科医院ではたらくスタッフのための
お仕事マナ〜講座
杉元信代・著
あらいぴろよ・え
これさえ読めば、あなたも立派な医療人！
激闘パラパラ漫画付き
イレバッチVSマスクマン
デンタルダイヤモンド社

CONTENTS

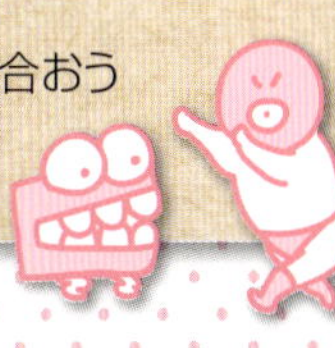

著者略歴

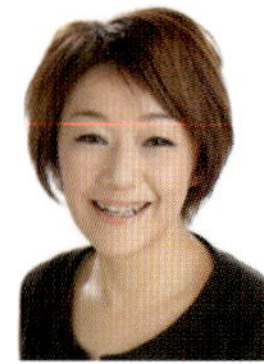

杉元信代（すぎもと のぶよ）

歯科衛生士、心理カウンセラー
兵庫県立総合衛生学院 卒業
佛教大学社会学部 卒業
株式会社 Himmel 所属
深川塾、FBWF 所属

おもな著書に『歯科医院ではたらくスタッフのためのお仕事マナー講座』、『歯科医院ではたらくスタッフのための“はじめて教える”講座』、『歯科医院ではたらく若手ドクターのためのチームデビュー講座』（デンタルダイヤモンド社）他多数

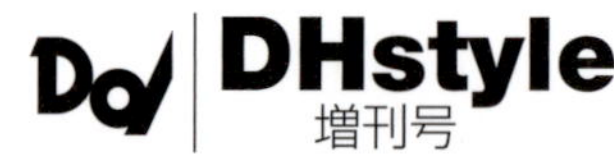

書き込み式 歯科衛生士のためのお仕事マナーノート

発 行 日――2018 年 7 月 1 日　通巻 151 号
著　　者――杉元信代
発 行 人――濵野 優
発 行 所――株式会社デンタルダイヤモンド社
〒 113-0033
東京都文京区本郷 3-2-15　新興ビル
TEL 03-6801-5810㈹　FAX 03-6801-5009
https://www.dental-diamond.co.jp
振替口座　00160-3-10768
印 刷 所――株式会社エス・ケイ・ジェイ